AF503644

JOURNAL DE MEDECINE,

OU

OBSERVATIONS

DES PLUS FAMEUX MEDECINS,

Chirurgiens, & Anatomistes
de l'Europe.

*Tirées des Journaux des Païs Etrangers
& d'autres Memoires particuliers.*

Aoust, Septembre, & Octobre.

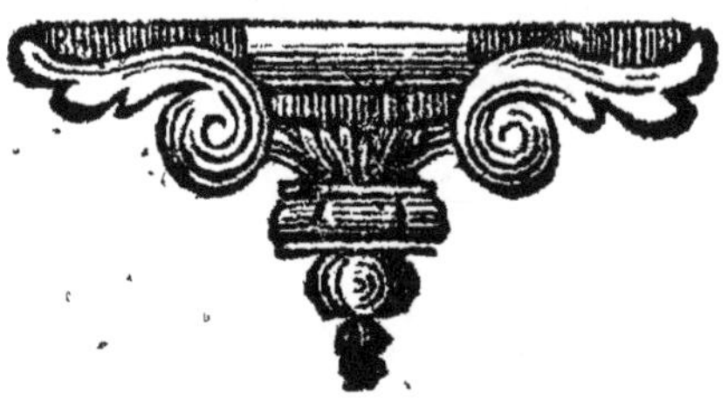

A PARIS,

Chez DANIEL HORTHEMELS, Marchand
Libraire au bas de la ruë de la Harpe,
au Mécénas.

M. DC. LXXXVI.
Avec Privilege & Approbation.

IV. JOURNAL DE MEDECINE.

Aouſt, Septembre, & Octobre.

ARTICLE I.

NOUVELLES CONJECTURES
ſur les organes des ſens, où l'on propo-ſe un nouveau Siſtême d'Optique.

L ES Philoſophes ſe ſont toû-jours mis fort en peine d'ex-pliquer de quelle maniere les idées des objets exterieurs ſe produiſoient dans nôtre eſ-prit, & quel changement il arrivoit au Corps pour former en nous des ſenti-mens qui ſe rapportaſſent hors de nous:

A ij

Mais parce que l'Anatomie a été jufqu'à
préfent peu connuë ou peu appliquée,
l'on eft entré dans des opinions bien contraires à la raifon, fur cette matiére où
la raifon ne fuffit pas fans l'expérience.

Deux Siftêmes partagent tous les Sça-
vans. Les uns ont avancé, que *les objets*
ébranlant immediatement les organes fe
faifoient connoître par eux-mêmes, & que
des efpéces réelles s'en étant détachées pour
fe repandre de toutes parts; nôtre Ame
qui veille foigneufement à fon corps,
s'appercevoit auffi-tôt de celles qui s'y
étoient intimement unies, & tournoit fa
reflexion fur ce qu'elles repréfentoient.
Les autres qui voient un grand embarras
dans la diftribution de ces images erran-
tes, & beaucoup de difproportion entre
ce que l'on peut concevoir des corps &
les traces qu'ils laiffent fur l'orgàne; les
jugeant d'ailleurs trop groffiers pour être
intelligibles de leur effence, foûtiennent
qu'en général les chofes du déhors exci-
tant fimplement chez-nous des mouve-
mens différens entr'eux, donnent occafion
à l'Ame de penfer à des caufes par des
effets qui ne les expriment point.
Je ne me déclare pas aujourd'huy fur

la difpofition de l'entendemenr aux connoiffances matérielles ; ou fur les Loix
fuivant lefquelles nous nous trouvons en
diverfes paffions de plaifir & de douleur
à la prefence & à l'abfence de certains
objets : Mais je m'attache uniquement
à confiderer comment le Corps fe prépare
à expofer à l'efprit l'idée *Tranquile* de
l'étenduë. Et fans m'engager dans la dif-
cuffion de l'Hipotefe des Gaffendiftes ou
des Cartefiens, me refervant à les exa-
miner une autre fois fur quelques vûës
Métaphifiques, j'efpere, par des preuves
de fait, perfuader contre ceux-ci, que
les impreffions reffemblent parfaitement à
leurs objets : & contre les premiers, que
nous ne voions veritablement que les par-
ties de notre Corps & par fes modifica-
tions.

Ainfi chacun renfermera en foy ce
qu'il croit de plus différent de foy, & nous
ne diftinguerons les êtres étrangers qu'en
confultant intérieurement le nôtre, qui
devient femblable à ce qu'il connoît.

On m'accordera volontiers qu'une étenduë particuliére peut repréfenter toutes
fortes de mouvemens & de figures, lorfqu'elle eft diverfement mûë & moûlée.

Je prouve donc qu'un objet faiſant effort ſur nos organes, les trouve diſpoſez à prendre toutes ſes configurations, & à ſe revêtir de ſon caractére.

L'on devroit à la rigueur admettre autant de maniéres de ſentir, qu'on remarque par tout le Corps d'endroits capables d'impreſſions vives, n'y en ayant pas deux qui Phiſiquement parlant ſoient également affectez des mêmes choſes. Néanmoins puiſque nous appercevons ſur nos propres organes, & comme au delà, il eſt juſte de reduire les ſens ſous deux genres.

Les yeux, le nez, & les oreilles nous découvrent ordinairement les objets à quelques pas : La main & la langue nous les marquent tout proches. On a paſſé legerement ſur la fonction de ces derniers; il ſemble trop facile de concevoir pourquoi nous connoiſſons ce qui nous touche : Mais l'on s'eſt beaucoup arrêté à la recherche des moïens que la nature employe pour nous inſtruire de ce qui ſe paſſe au loin; cependant perſonne que je ſçache n'a encore entendu par quelle mécanique de parties elle en eſt venue à bout.

C'eſt toûjours en vain qu'on renverſe les fondemens ſurquoi d'autres ſe ſont appuyés, ſi l'on ne ſonge auparavant à établir quelque choſe de plus ſolide.

Il faut principalement obſerver la Structure qui fait la différence eſſentielle & générale des organes des ſens.

Ceux qui reçoivent l'impreſſion imme-diate, & qui la montrent en eux, ſont bâtis de deux ou trois membranes minces & approchées l'une contre l'autre, qui pré-ſentent une ſurface plate & perpendi-culaire au choc des Corps. Et ceux qui nous font ſentir en des éloignemens, ſont des ſolides qui s'allongent du côté de leur objet, oppoſant à ſes coups, comme pluſieurs plans paralleles & pla-cez de ſuite les uns ſur les autres.

C'eſt ſur cet ordre ingenieux de cou-ches que l'image ſe traçant, ſe repro-duiſant une infinité de fois dans une va-riété ſurprenante, nous applique à tou-tes les dimenſions d'un eſpace pareil à celui qu'elle a fait pour venir à nous : Parceque 1o. l'action des objets diſtans, qui ſont comme autant de centres de mouvemens, eſt toûjours prodigieuſement répanduë, & qu'elle attaque au même

temps mille & mille poins diſtincts &
oppoſez de tous les Corps qui environnent. Ce qui fait que s'inſinuant dans
un organe compoſé, elle peut, en émou-
vant une multitude innombrable de parties, rendre ſenſible une grandeur qui
ſurpaſſe incomparablement le diamétre
de la cavité qui les contient, duquel nous
n'avons formé la notion que ſur un petit
nombre de ſenſations foibles. 2°. L'ex-
preſſion naïve qui doit paroître dans la
direction de l'original, en ſuit les efforts
les plus perpendiculaires qui la font
avancer plus ou moins, ſelon qu'il eſt
éloigné; puiſqu'à proportion de leur im-
pétuoſité & de leur roideur ils mettent
plus ou moins de l'organe dans toute
leur détermination. 3°. Et cette image,
que les premiers & les plus ſimples mouvemens ont gravée, perſiſtant au milieu
d'une matiére vivifiée par la propagation
qui s'en fait dans la même ligne, & par
d'autres impreſſions obliques & réfléchies
qui ſe détournent, la force & la vigueur
de ſes traits ne laiſſe par tout qu'un ſentiment confus des moindres eſpeces, dont
celles qui ſont contiguës les unes aprés
les autres au devant de la principale,

offrent d'abord une longueur au bout interieur de laquelle joignant le Corps
auquel l'inftinct nous attache ; nous li-
miterons une diftance comme entre deux
poins, & nous appercevrons l'objet dans
le lieu où il eft placé.

Concevez que la lumiere, les fons ,
& les odeurs s'impriment fucceffivement, & que les organes ne font exci-
tez à fenfation qu'aprés plufieurs coups,
dont la force fupplée au nombre. Or
plus un objet eft proche, plus fon activité eft promte & vigoureufe : s'il n'eft
donc pas fenti à fon premier effort, il
le fera au fecond qui viendra pardeffus,
ou bien au troifiéme, ou au quatriéme
qui fe fuivent : fi l'objet eft éloigné, il
lui en faudra faire davantage. Au premier inftant les ondulations ne font
qu'échauffer la puiffance, & animer un
efpace vague, & trouvant au fecond la
maffe à demi informée, elles portent la
marque diftincte de l'objet plus vîte &
plus avant, fi ces impreffions fermes &
ramaffées, lorfqu'elles font faites de
prés, paffent de l'objet dans l'organe
fans s'y rallentir que vers la fin, moins
avant & moins vîte au contraire, quand

elles font lâches, qu'elles arrivent lentement les unes aprés les autres, c'eft à dire quand elles viennent de loin ; alors elles font du temps à fe réünir affez pour forcer feulement les parties extérieures de l'organe à fe changer fenfiblement ; & parce que l'organe contraint tend à fe remettre comme il étoit auparavant, les mouvemens qui ne fubfiftent gueres au même lieu, continüent tout droit, & en fe diffipant ils réveillent les apparences d'une étenduë dépoüillée de toutes les qualitez fenfibles. La perte des premieres impreffions affoiblit les fecondes, lefquelles entrant dans la confufion, vont en fe diffipant de tous côtez faire l'office de celles qui les avoient precedées ; & tout s'évanoüiroit bien-tôt, s'il n'en venoit de troifiémes qui ont befoin que d'autres les foûtiennent.

Ainfi le point où l'objet bornant fes fortes actions fe fait plûtôt diftinguer, éft pour l'ordinaire feparé du fond par quelques parties confufément agitées.

Les élancemens fucceffifs doivent avoir leur effet principal dans le lieu le plus êmû, & les dernieres émiffions des

corps ne serviront qu'à rendre comme
par des coups redoublez la diſtinction
plus ſenſible où elle aura pris naiſſance.

Suppoſez auſſi que les objets dont je
parle, donnent avec la derniere roideur
ſur un milieu vaſte & ſuſceptible de toutes leurs manieres, l'impreſſion ne s'en
peut faire dans les ſens, qui ont d'étroi-
tes entrées, que ſuivant les rayons qui
s'y portent, comme d'une circonférence
à un centre. Or la pointe de ce cone
où tous les rayons conſpirent, dans
quoy ils ont le plus de vivacité, qui eſt
comme le fort de l'impreſſion ſe recule
ou s'enfonce, lorſque leur origine eſt
plus ou moins loin : car dans une
grande proximité pluſieurs des rayons
que les parties de l'objet écartent autour
d'elles, entrent dans l'organe, leſquels
paſſeroient à côté, l'objet devenant plus
éloigné : quand il eſt bien prés, l'organe
en reçoit beaucoup de rayons divergens
& convergens : donc la ſenſation qui participe de tout ce que ſouffre l'organe,
& qui n'eſt plus vive que là où les impreſſions ſont plus fortes & plus unies
ſe devra faire au bout de la cavité, où
les rayons moins traverſez commencent

à s'incliner & à se joindre notablement, tout le devant les ayant reçûs comme paralleles ; mais dans un éloignement considerable, il n'y a plus d'impression, que suivant des lignes convergentes, parce qu'il n'y a gueres que celles-là qui s'insinüent, & les irradiations de toute l'étenduë de l'objet s'étant fort approchées en entrant dans l'organe, s'y brisent bien-tôt, & comme elles se quittent & s'affoiblissent aprés cette de-cussation, elles ne peuvent produire qu'une obscurité qui releve l'éclat de la sensation qui précede dans le point de leur union.

Nous ne sentons bien qu'à l'endroit de l'organe, où les rayons de chaque point objectif se trouvent en plus grand nombre, plus distinguez & où ils sont tous plus pressez, ce qui n'est déterminé que par rapport à la distance, puis-que l'inclinaison des rayons d'un objet fort present n'étant pas remarquable, ces mêmes rayons sont si prés à prés les uns des autres quand il est fort re-culé que dés qu'ils nous ont atteints ils s'unissent le plus qu'il est possible sans se broüiller. L'impression perceptible seu-

lement où les rayons font le plus raffemblez fans eftre confondus, ne parcourent
pas veritablement dans l'organe un efpace auffi grand que celui que les objets
peuvent parcourir en l'air : mais le moindre objet lançant des rayons de toute
forte de convergence, l'action de ceux
qui fe terminent à la même partie où
d'autres concouroient, lorfque l'objet
étoit plus proche, & qu'ils ont aban-
donnée lorfqu'il fe retiroit, eft prefque la
même que celle que les premiers font
peut-être encore plus exterieurement :
il faut qu'il change confiderablement de
diftance avant que l'image que nous
fpéculons ait fait une ligne dans les organes ; mais l'Ame agrandit bien par
fes attaches un fi petit progrés réel.

Le foyer des principaux rayons n'a-
bandonne donc que peu à peu le lieu
où il a commencé, & diminuant à proportion que les objets font de chemin
fur terre en fe retirant, il mefure une
capacité immenfe, & qui paroît égale
à l'étenduë exterieure, par une diftinction naturelle à toutes fes parties,
comprifes neanmoins dans un corps de
petite circonfcription ; parce que nous

n'en connoiſſons les bornes que par des preſſions groſſieres & immediates de corps ſolides.

En un mot, l'éloignement de l'objet ne s'exprime, qu'en ce que l'organe reçoit vers ſa fin la détermination des parties de l'intervale qui nous approchent le plus, puiſqu'ayant moins de mouvement que les autres, elles ont plus de rapport à l'agitation de cet endroit qui eſt le moins émû, parce qu'il eſt le dernier ébranlé, & les parties de ce même intervale qui ſont éloignées ſe repreſentent mieux ſur le devant où le mouvement eſt plus grand. Ainſi tout le dedans de l'organe étant conforme au dehors quant aux degrez de la force de l'impreſſion, nous devons avoir une aſſez juſte idée de la diſtance de cet objet. Je m'explique : la partie de l'air, par exemple, la plus proche de nous, laquelle doit apporter toute l'impreſſion de l'objet, eſt au premier moment moins ébranlée, au ſecond un peu plus ; & de même à peu prés que l'étoit celle qui l'a precédée un inſtant auparavant. Les degrez s'augmentent ſur la même partie, pendant que l'effet

du premier coup reste, & quand elle
vient à communiquer de son impression à mesure qu'elle en reçoit, elle se
tient dans le même effort, si l'objet
continuë d'agir d'une égale maniere ;
& parce qu'un mouvement ne se pouvant faire sans déplacer des corps qui
s'opposent à son passage, se détruit toûjours, la partie de l'intervale en sera
d'autant moins bien imprimée qu'elle sera plus distante du principe moteur.
L'on doit imaginer dans l'organe ce qui
se fait dans le milieu ; car quand l'objet nous est tres-proche ses coups rudes
& prompts se font sentir dans plus de
parties continuës de l'organe ; mais
quand il s'est extrémement retiré les
vibrations en arrivent à nous si separées,
si foibles, que les premieres sont per-
duës sur une partie avant que des se-
condes leur ayent succedé. L'organe entier ne souffre presque aucune violence,
& toutes les parties anterieures, qui
sont les plus fort choquées, attirent à
peine une attention particuliere. Des
impressions impetueuses penetrent comme un trait toute la cavité des organes,
& lorsque la source en est à plusieurs

piés elles fondent fur les premieres ave-
nuës fans pouvoir paffer outre qu'en
confufion, parce qu'elles font accom-
pagnées & comme enflées des divers
mouvemens qui les retardent & qu'elles
ont déterminez de noftre côté.

Mais il n'en eft pas de même des
fens dont le plan égal & fimple ne s'ajufte
à la fois qu'à une feule fuperficie : ils
ne nous peuvent defigner qu'une largeur,
& non une épaiffeur ou un folide.

Quand nous attribuons la chaleur de
noftre main au feu d'une cheminée, &
qu'un aveugle juge de l'éloignement
d'une pierre en la touchant avec fon bâton, cela fe fait par le miniftere & le
rapport des autres fens : nous voyons le
feu au même-tems que nous nous chauf-
fons des particules de l'air enflammé ; &
cet aveugle fera du bruit contre le corps
qui luy refifte, ou bien il aura mefuré fon
bâton fur foi-même, & par le racourcif-
fement & l'extenfion de fon bras il con-
clut à combien il eft de l'obftacle.

Que des mouvemens forts & foibles
fe faffent à la même partie, on les fen-
tira tous en un feul endroit, & fans
aucune interpofition.

Car comment déterminer une étenduë, si ce n'est par application â tout l'entre-deux des extremitez, si pour connoître la largeur d'une muraille, où l'interva-le de deux piliers mis à côté l'un de l'au-tre, il faut un espace moyen entre le point droit & le point gauche sur la par-tie où l'impression est reçûë, à se figurer une longueur, pourquoy n'y mettrons-nous pas un point anterieur & un poste-rieur, desquels nous fassions une separa-tion actuelle, en les plaçant l'un devant l'autre dans un organe profond.

L'on s'est neanmoins contenté de rap-porter les distances qui ne font que des longueurs, à certains jugemens fondez sur des changemens de situations ou d'an-gles qui ne disent rien.

Mais descendons dans le détail, & donnons tout le jour à ces pensées, en recherchant la maniere dont chaque or-gane se forme à l'impression des objets.

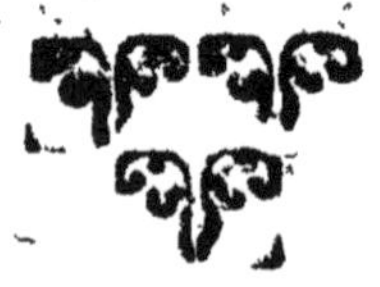

ARTICLE II.

Des organes superficiels.

CEs organes étant d'une texture compacte ne s'impriment avec regularité que des impulsions rudes & constantes, & les corps tant soit peu éloignez ou trop subtils leur échappent.

Je commence par le plus simple & le plus universel qui est l'organe de l'attouchement.

DU TOUCHER.

TOut le corps est couvert de membranes sensibles à proportion de leur tension & de leur tenuité. La peau qui le munit exterieurement est fort souple & plus épaisse que les envelopes ou tuniques des parties interieures.

On la voit divisée par sillons en de petites tumeurs presque quarrées qui se subdivisent en une infinité d'autres : elles obeïssent toutes avec fermeté. De chaque intersection de ces lignes il sort or-

dinairement un brin de poil : mais voilà
ce qui s'y remarque quand on en vient
à la diſſection.

La partie exterieure appellée cuticule,
épiderme, ou ſurpeau, eſt une toile fine
& d'un tiſſu ſerré. La peau qui paroît
au deſſous eſt compoſée de petites éminences piramidales, & d'une couche ner-
veuſe ſurquoi elles ſont dreſſées, leur
pointe aboutiſſant à la cuticule. Ces mammelons prés à prés les uns des autres
ont chacun une gaine propre que leur
fournit un rézeau dés leur origine. Dans
tous les interſtices qu'ils laiſſent ſous l'é-
piderme croupit continuellement une
huile éthérée & pure : Pluſieurs vaiſſeaux
qu'on découvre ſous les premieres pellicules en apportent la matiere qui ſe filtre
par les petites glandes qui ſont-là en
grand nombre, & les ſuperfluitez ſe déchargent dans les racines d'autres canaux
qui forment avec les premiers un reté
admirable. Les fibres de tout ce compoſé
n'ont point de direction particuliere, &
il ſe déchire avec une égale facilité de
quelque côté qu'on le tire.

Cette eau déliée entretient les parties
dans la ſoupleſſe, & les empêche de ſe

fécher & de fe coler trop étroitement.
Et les mammelons fervent premierement
à tenir la furpeau tenduë, afin qu'elle
reçoive les impreffions plus diftinctes.
Secondement ils l'avancent pour les recevoir de plus loin. Troifiémement ils
l'écartent des vaiffeaux inferieurs qu'
pourroient troubler fes mouvemens. Enfin un Corps preffant contre la peau,
les pointes de ces piramides qui font un
peu roides, font entrer la premiere membrane dans toutes les inégalitez de la furface appliquée, & par là il fe fait fur
nous une expreffion exacte de la figure de
l'objet, que l'on fent mol ou dur, ou
d'une autre qualité paffionnante, fuivant
la compreffion de la cuticule, des mammelons, & de leur bafe.

Ces divifions qu'on apperçoit fur toute
la peau, la rendent fort propre à diftinguer les objets ; Car leur impreffion fe
rompt dans ces foffes qui fe rencontrent
toûjours auprés des bornes de leur cir-
conférance, & ce qui s'applique à nôtre
chair n'ébranle précifement que ce qu'il
y touche.

Il eft bon auffi d'obferver que les endroits par lefquels nous avons accoûtu-

mé de manier les Corps pour en avoir
une senfation nette font plus molets &
partagez en de plus petits quarrez que
les autres ; chaque monticule à fa perception particuliere de chaque partie de
l'objet laquelle y répond.

Les petits poils enfoncez dans l'action
du toucher, en affermiffent l'organe,
font découler des humeurs, & piquent
jufqu'au vif les fibres mufculeufes ou ner-
veufes : Mais cela obfcurcit la fenfation;
auffi n'y a t-'il point de poil dans la main,
ni fur les lévres qui l'ont fort delicate.

C'eft principalement fur la peau que
l'on éprouve du chatoüillement & de la
douleur, qui font tous deux caufez par
des fretillemens ou des diftenfions, &
dont l'un peut n'être de la part de nôtre
machine qu'une agitation à laquelle s'accordent aifément toutes les parties voifines, & l'autre une des-union d'où s'é-
cartent les mêmes parties qui ont un reffort au contraire. Le chatoüillement eft
peut être auffi une feparation des fibres
qui fe rapprochent incontinent mieux
qu'elles n'êtoient, & la douleur en eft une
actuelle fans reprife. L'un eft enfin quelque
fois un mouvement de douleur qui nous

détourne d'un autre plus grand & plus incommode, & la douleur un mouvement de plaisir qui nous distrait d'un plus grand, ces modifications se transformant de l'une dans l'autre quand elles sont trop-dispersées, parcequ'il se peut faire divulsion dans le tout, lorsque les parties ont des secousses separées, quoique semblables, & que des endroits divisez, se peuvent rétablir par des écartemens qui se font dans le même continu.

Les viscéres interieurs sont le siege d'un tact qui revient à celui de la peau : Mais il est plus obtus & tres souvent douloureux, parce que ces parties étant fort lisses & fort tenduës ne s'accommodent point aux irrégularitez des Corps, & se rompent ordinairement plûtôt que de prêter

---

ARTICLE III.

DU GOUST.

LA langue a trois ou quatre couvertures. La premiére s'éleve sur de petites éminences qui se portent à l'extérieur, & qui sont plus apparentes vers le bout & les côtez de cet organe où le Goût est tres fin. Ces avances nerveuses finissent parci par là en de petites houpes ou en une tête presque ronde, sortant empaquetées dans des étuis par tous les trous d'une deuziéme envelope qui est percée comme un crible: Elles sont plantées dans la troisiéme membrane incomparablement plus forte que les deux premiéres, & qu'on doit regarder comme le tendon de tous les muscles qui constituent le corps de la langue. Le premier qui embrasse les autres s'étend selon la longueur de la partie en se ramassant vers la pointe; Les muscles interieurs sont des fibres droites charnuës qui trament en tout sens directement de haut en bas ou de bas en haut, des couches minces, paralleles les unes contre les autres, & & qui coupent perpendiculairement toute la langue suivant sa largeur, chaque ordre de fibres faisant autant de muscles separez, & un plan de fibres perpendiculaires se rencontrant reguliérement entre deux autres de divers fil. D'autres muscles fermement attachez à la base du crane, & moins immobilement à l'os Hioïde, aux

cartilages du larinx & à la machoire in
ferieure s'inferent par deſſous & par les
côtez à la racine de la langue qu'ils portent, toute entiere en cent façons, comme ceux que je viens de décrire, en modifient chaque portion à part; à l'exception du premier qui preſſant tout autour, allonge la langue en la rétréciſſant,
les muſcles qui ſont à ſa racine, la faiſant racourcir en l'élargiſſant, lorſqu'ils
deviennent les plus forts.

Outre que cette partie diſcerne les figures, l'âpreté & la poliſſure, la chaleur
& la froideur des Corps, ainſi que toute
la peau dont elle imite de ſi prés l'artifice, les viandes diſſoûtes & miſes en
action par la ſalive de la bouche & le
remûment de ce muſcle multiple, irritent
les membranes, les picottent en mille &
mille endroits, & ſelon qu'elles frottent,
qu'elles réüniſſent & qu'elles diviſent
leurs filets & ceux des houpes ſurvien-
nent divers chatoüillemens ou titillations
qu'on nomme ſaveurs.

Les ſels des alimens s'inſinuant dans les
peaux ici molaſſes & flexibles, aiguiſent
les extrémitez de ces Corps papillaires,
les raclent, les tirent, & les écartent
avec

avec quelque violence ; d'où il arrive que l'ébranlement de ces bouts de fibres dures, qui sont comme autant de leviers, passe facilement de la membrane tendineuse à tous les muscles qui s'y accrochent, & qui sont dans une agilité extrême ajustez à tous les mouvemens imaginables.

Par cette grande mobilité l'on peut rendre raison pourquoi un homme qui ne sçauroit se soûtenir deviendra fort & vigoureux au moment qu'on lui aura versé d'une liqueur spiritueuse sur la langue : Car le corps de cet homme se trouvant tout désseché, tout attenüé de fatigue est disposé à prendre feu, lorsque de l'esprit de vin se glissant entre les petits poils en écarte la matiére grossiére, & se laisse emporter par la plus subtile qui s'étend par tout en un clin d'œil ; ou qu'y excitant une douce chaleur, l'émotion se continuë à toutes les autres parties du corps avec lesquelles la langue a contracté une forte liaison par l'usage frequent qu'on en fait en cent rencontres, de même que le cœur qui par ses battemens continüels & fermes s'est fait le principe & la régle de la distribution du sang dans tous les vaisseaux, en.

C

traîne tous les membres dans une sorte
de conformité & de correspondance à
son mouvement, & interesse à ses changemens toute l'habitude du corps.

L'extrême volubilité de la langue dans
tous les hommes, faisant que les particules les plus savoureuses des fruits, se
criblant &roulant entre des pointes ame-
nuisées, les touchent par toutes leurs faces,
est cause qu'aucun animal n'a le Goût
aussi exquis que nous l'avons.

Les autres parties de la bouche n'ont
presque point de sensibilité pour les sa-
veurs, parceque leurs membranes étant
plus lisses & plus serrées, ne sçauroient
sans s'écorcher & se rompre, se laisser
penetrer par les sucs pointus & tranchans
des viandes.

ARTICLE IV.

DES ORGANES PROFONS

*L*Es organes composez dont nous avons
à traiter, sont bien plus déliez que
ces deux autres : C'est aussi pour cela que
les impressions les plus fines des objets

subtils & dégagez, s'accommodant à leur portée, nous instruisent des différences les secrettes de tous les corps qui sont au monde.

DE L'ODORAT.

Les narines qui dés le bout du nez sont separées l'une de l'autre par un cartilage plat lequel s'unit à une lame osseuse pour achever la cloison, ont l'entrée beaucoup plus étroite que le fond où l'on voit une issuë considerable dans la bouche, & deux os fort légers pointez en dehors. Le premier est au bas environ le milieu de cet espace large, de l'autre côté de la cloison du nez, tenant à l'os de la machoire superieure, & applati contre le trou qui va au sinus maxillaire. C'est le plus petit & le plus solide. Le second qui est suspendu en haut & plus avancé à un pouce de grosseur, & se partage en deux ou trois lobes. Ces os écartez l'un de l'autre, sont au dedans de la cavité fort inégaux. Le moindre a une épine plate, crochuë, & comme dentelée : Et le plus remarquable a plusieurs lames recoquillées un peu longues. Il est troüé

comme une ruche de mouches à miel, &
ses petits creux s'ouvrent les uns dans
les autres. La face superieure du même
os regarde l'interieur du crane, & les petits trous qui la percent sont remplis par
autant de filets de nerfs qui viennent se distribuer sur ces feüilles osseuses. Sa partie laterale externe est polie & sert à former un coin de l'orbite.

Une membrane moëte, rare, & glan-
duleuse, arrosée par un milion de ruisseaux
de toutes les sortes, & imbibée de la
morve qu'elle a filtrée, & de celle qu'elle
tire de plusieurs sinus, tapisse tout ce
fond, & va garnir jusqu'aux reduits les
plus cachez de ces os spongieux.

Les Atomes qui sans discontinuation
s'évaporent des corps odorans dans l'air,
ou ceux de l'air même qui par contagion
aura reçû une détermination pareille :
Ou bien enfin des parties de la matiére
subtile qui les traversant les répare
peut être en s'y configurant, entrant dans
le nez, lorsque nous respirons où par leur
propre mouvement, les premiéres s'insi-
nuent tout à l'extremité, celles qui suivent, se logent à des étages proportion-
nez, & toutes ces places continûment sen-

ties font un intervale entre nous & la cauſe de ces perceptions, laquelle eſt déterminée par les derniers flots qui heurtant contre les parois anterieures s'y gravent plus profondement par l'impulſion continuelle de ceux qui abordent ſans ceſſe.

Si les écoulemens d'un parfum ſont pouſſez en foule &, precipitamment le ſentiment qu'ils apportent nous le fait croire fort prés, parceque montant juſques au degré le plus haut & le plus retiré de ces cellules, ils les y frapent rudement, & que toutes leurs impreſſions ſont fort entâſſées : Mais s'ils ſe fourrent dans le nez les uns aprés les autres, & qu'il n'y ait que les particules les plus minces & plus légeres qui s'aillent nicher a la voûte, & que les plus maſſives s'arrêtent davantage dans les premiers ſentiers ; toutes occupant ainſi avec quelque ordre la capacité entiere de l'organe, elles ébranlent plus fort les parties anterieures que nous imaginons être une ſource d'exhalaiſons, éloignée de nous de tout ce que la tenſion actuelle des parties poſterieures de la membrane peut faire reſſentir d'eſpace.

Tout le tamis qui ſe déploye dans cet
organe étant exraordinairement fongueux
& mouſſe, cede au moindre effort des
corpuſcules qui s'yprenant & s'en envelop-
pant le ſecoüent par toute leur ſuperficie
mal propre à être figurée ſur une matiére gliſſante qui ne ſe ſoûtient pas ; &
de cette maniére ils n'excitent que des
ſenteurs obſcures, dont ils nous bornent
même fort confuſément la Sphere.

A chaque reſpiration que nous faiſons
par le nez, nous retréciſſons les deux
les deux narines, afin que les odeurs qui
vont la pluſpart lentement ébranlent l'organe avec force, ayant été plus preſſées
& en un plus grand mouvement en paſſant
par une petite ouverture. Le vaſte lieu
où elles ſe débaraſſent empêche l'infection
qui arriveroit ſi elles étoient trop ſerrées, & le grand canal qui va dans la
bouche, fait qu'elles ſe ſuccédent les
les unes aux autres ; que les premiéres
qui ſe gliſſent ne ſont point obligées de
retourner par le même chemin pour faire
place aux ſecondes ; que les plus ſubtiles
paſſent dans les poumons, & que les plus
groſſiéres reſtent pour la dépuration du
ſang & la filtration de la morve.

Comme la toile qui tapisse les sinus ou
caveaux qui sont dans la partie inferieure de l'os du front, dans l'anterieure de
l'os de la machoire superieure, & dans
la moyenne de la base du crane, est la
même que celle qui pare le dedans du
nez, on peut croire que les particules
odorantes qui s'y sont introduites, s'y
conservent pour renouveller leur idée
dans les occasions, soit en repassant sur
l'organe, soit en excitant dans ces lieux
mêmes des mouvemens qui se communiquent jusqu'à sa membrane plus propre aux sensations.

Avec ces corps cribleux qui sont dans
l'homme, quelques brutes ont des pa-
quets d'os feüilletez qui représentent des
piles de petits cornets d'inégale grosseur,
disposez bout à bout, & par des rangées,
dont les plus enfoncées se couchent un
peu avant dans celles qui les précedent:
Elles tiennent la plus grande partie de la
cavité du nez & bordent toute l'entrée,
chaque cornet est contourné en spire
tantôt à droit, tantôt à gauche : Ils se
communiquent entr'eux, & s'ouvrent
principalement du côté qu'ils reçoivent
les vapeurs : Ils supportent aussi un

lacis d'arteres, de vénes, & de nerfs par-
femé de glandes.

Vous les prendriez pour des poumons
anterieurs, dans lefquels les odeurs trop
actives font tempérées, empâtées dans
une glu, & pouffées par le battement des
arteres, & l'irritation des nefs, dans les
vénes dont les pores font dilatez, pour
delà s'aller mêler dans toutes les humeurs.

Les animaux où ces feüilles font plus
découpées & plus longues ont beaucoup
de délicateffe dans l'odorat, & flairent
de plus loin que les autres, parcequ'il
fe peut arranger de fuite & diftinctement
un plus grand nombre de corpufcules
d'odeur.

ARTICLE V.

DE L'OUYE.

CE qui paroît de l'oreille au dehors,
eft un carton pliffé couvert d'une
peau mince fourrée de graiffe & de glandes, les appendices duquel tiennent autour des bors de la premiére cavité qui
n'eft qu'os vers fa fin, & par tout tortueufe.

Un parchemin clair & sec, enchaßé dans
un cercle oßeux separe cette cavité d'un
antre étroit appellé la quaiße du tambour.

La face interieure de cette membrane
eſt traverſée par un cordon de nerf, lequel y retient le manche du marteau appliqué. Cet oßelet de figure de maßuë
s'articule en haut par ſon gros bout au
corps d'un ſecond qu'on nomme l'enclu-
me & lequel a deux jambes ècartées l'un
de l'autre ; La plus courte s'élevant un
peu s'avance contre un côté de la quaiße,
& s'appuye ſur le rebord d'un enfonce-
ment qui penetre dans des ſinuoſitez pier-
reuſes. L'autre jambe qui deſcend eſt
parallele au manche du marteau, & ſe
recourbe un peu à ſon extrêmité, pour ſe
joindre par l'entremiſe d'un os rond plat,
& preſque imperceptible, à la tête d'un
quatriéme fort petit os ſemblable à un
étrier, entre les bras duquel eſt colée
une pellicule. Ce dernier oßelet eſt cou-
chè droit de plat, dans une ſituation perpendiculaire à la peau du tambour, &
remplit par ſa baſe garnie d'une petite
peau, une fenêtre ovalaire qui eſt au
deſſus d'une autre preſque ronde fermée
d'une toilette fine & tenduë.

On remarque deux petits muſcles qui s'inſerent au deſſous de la tête du marteau, l'un l'attire en dedans & l'autre le pouſſe contre la peau du tambour. Il y a un troiſiéme muſcle qui vient du fond de la quaiſſe prendre la tête de l'étrier.

On voit encore dans la quaiſſe, qui n'eſt qu'un os creuſé muni d'une membrane tiſſuë de pluſieurs vaiſſeaux, un conduit qui perce obliquement dans le palais à l'endroit du paſſage de l'air du nez dans la bouche.

Les deux fenêtres qui ſont dans la muraille oppoſée à la premiére cloiſon, conduiſent à un labirinte où l'on découvre d'un côté un limaçon, oſſeux, dont le noyau ſolide ſpiral a les bords entourez d'une lame fine & caſſante qui va preſque horiſontalement s'attacher à un canal fait en goutiere qui s'applique au noyau en ſuivant tous ſes contours. La lame diviſant donc dans toute ſa route, ce canal en deux au moyen d'une pellicule tres déliée, elle forme deux eſcaliers qui rampent l'un ſur l'autre ſans avoir de commerce. Ce couvercle fait une boſſe au fond de la quaiſſe contre lequel il poſe tout droit.

De l'autre côté qui tire plus sur le derriére de la tête sont trois tuyaux demi-
circulaires inclinez & assûrez sur le même plancher. Ils ont cinq embouchures
pour tous trois : car deux extrêmitez
se terminent au milieu en une même.
Ces entrées spacieuses s'offrent dans
un vestibule commun, qui mene à la
rampe superieure du limaçon, où l'on
peut aussi passer de la fenêtre oblongue
qui répond dans le vestibule, comme on
va de la fenêtre ronde à la rampe inferieure.

Quantité de filets de nerfs courent
par tous ces détours du labirinte, & se
mêlant avec plusieurs rameaux d'artéres
& de vénes, ils composent un perioste
tres fin.

Tout corps dans un mouvement rapide rencontrant une masse qu'il ne peut
vaincre toute à la fois, enfonce toûjours un peu ce qui s'en présente d'abord:
Et ce rapprochement de plusieurs parties
qui s'opposoient à sa direction ayant
rendu la masse plus solide y produit un
mouvement plus ferme qui resiste
au choc avec plus de force. L'action du
corps venant à se rallentir, quand les

parties comprimées augmentent leur effort contre lui, elles paſſent leurs premiéres bornes dans leur retour, & repouſſent le corps plus qu'il ne s'eſt avancé. Il ſe fait pour lors une colliſion qui répand le mouvement non moins en avant qu'en arriére ; & tout ce qui eſt entre deux étant chaſſé vers les côtez l'impreſſion ſe porte bien loin à la ronde : parceque 4. piés d'air, par exemple, ayant été remûez enſemble au premier coup, en auront ébranlé preſque autant avec moins de force en reprenant leur premiére dilatation. Cette quantité de matiére müë heurtant les parties voiſines àproportion du temps qu'elle eſt à ſe condenſer & à ſe r'écarter, & de la force qui lui reſte, il ſe produit ainſi de ſuite des ondulations juſques à l'indefini

Ces trainées de percuſſions diſtinctes & preſſées étant parvenuës à nos oreilles, elles forcent à leur premiére arrivée toutes les parois des organes, leſquelles reviennent auſſi tôt par leur propre reſſort recevoir encore un coup qui en amene aprés ſoy d'autres qui les doivent entretenir dans le même mouvement tant que le ſon dure : par ces impulſions & ces

débandemens

débandemens reïterez & preftes il s'excite en nous des fredonnemens.

　L'on auroit auſſi fujet de penfer que
ces coups ayant traverfé les organes refléchiſſent des dernieres furfaces contre celles qu'ils ont ébranlées en entrant: Ainſi
chaque lame, chaque os libres ou fupendus
au milieu d'un efpace vuide fe trouvant
prefque au même temps frappez de deux
mouvemens contraires direct & refléchi,
deſſus & deſſous, trémouſſent & nous donnent le fon. Mais parcequ'ils fe relâchent
fans violence, cette fenfation confifte pre-
cifément dans l'effort de cette fucceſſion
de coups directs; c'eſt pourquoy l'origine
nous doit fembler vers l'endroit de la tête
où la percuſſion eſt plus directe & plus
forte. Et ſi quelque écho ne nous rend pas
les fons plus forts dans leur refléxion que
nous ne les recevons en ligne directe,
nous les rapporterons toûjours à leur
premiére fource, quoique la plus grande
quantité de leur mouvement paſſe par le
trou de l'oreille : Car cetre forte d'impreſſion ne fe rompant point en pene-
trant les obſtacles les plus fermès, il fe
fait dans les os du crane du côté que le
coup y eſt porté à plomb, une reper-

D

cuſſion plus forte, à cauſe que les impreſſions faites ſur la ligne perpendiculaire ont plus de vigueur, & que les
oreilles ſont diſpoſées à prendre ce mouvement de quelque part qu'il arrive.
Et peut-être que la peau du tambour
eſt aſſez lâche, & dans une ſituation
oblique à l'extrêmité du conduit, afin
que l'action de l'air ne la preſſant que
de biais ne ſoit pas plus vive ſur cette
partie organique que ſur d'autres interieures plus tenduës, où le mouvement en re-
compenſe de ce qu'il eſt affoibli, s'imprime plus perpendiculairement, à moins
que la cauſe ne ſoit au devant de l'o-
reille.

Le ton eſt grave ou gros, quand pluſieurs parties réſonnantes ſe tenant les
unes aux autres ſont dans le même branle, & s'agitent plus lentement & plus
ferme : Mais le ton aigu s'attache à des
parties qui ont moins d'écart, & qui
peuvent être ſecoüées avec plus de vîteſſe.
Auſſi les organes principaux contenus
dans l'oreille ſemblent deſtinez à faire la
différence de ces vibrations : car ils ne
ſont pas en tout de même dureté ni de
même épaiſſeur, & quelques uns s'élé-

vent en diminuant d'une base large. Les autres qui sont secs & roides n'ayant pas cette conformation sont indistinctement de tous accords.

Comme il y a cent maniéres de toucher les cordes d'un violon suivant qu'on veut exprimer telle ou telle espece de sons qui haussent ou qui baissent, & que leur combinaison fait faire à l'air ou aux corps immediats mille diverses figures, certaines parties de l'oreille sont longues ou plates, pour répondre aux mouvemens droits, d'autres sont circulaires pour faire piroüetter la matiére autour d'elles, d'autres obliques, pour lui dõner d'autres modificatiõs. Il y a des endroits de communication où les mouvemés se composent, & des fenêtres de différente figure pour distribuer inégalement des mouvemens inégaux.

L'air modifié venant donc à frapper la peau du tambour, elle se bande & de voûtée qu'elle étoit elle s'applanit & se pousse en déhors à proportion que nous voulons être attentifs. Et pour recevoir plus nettement la diversité des tons, les osselets qui sont derriére la chargent & la déchargent dans le besoin en s'en ap-

prochant ou s'en retirant par la contraction des mufcles externe & interne in-
férez au manche du marteau, & de celui
qui s'attache à la tête de l'étrier.

Les trémouffemens de cette peau &
de ces offelets durs & fecs dont toute
la quaiffe eft traverfée comme par une
chaîne, font auffi-tôt frémir tout l'air
implanté & le rocher qui le renferme. Le
mouvement difperfé de toutes parts, s'augmente & s'ordonne dans les contours
du limaçon & des trois canaux obliques,
dont les fecouffes font tres-violentes à
caufe de leur fermeté, & de l'épanoüif-
fent des nerfs ; outre que l'air y étant
pouffé de deux larges ouvertures dans
un milieu retréci, fe ramaffe & fait un effort
tres-vehement pour s'étendre de nouveau.

Ces diftinctions faites dans les organes
propres, plufieurs fons de même efpece
retentiffent dans tous les recoins de l'o-
reille, & toutes les petites cavernes de
l'os pierreux : Et comme chaque articu-
lation de la voix vient jufqu'à nous par
des cercles dont toutes les parties font dans
la même forte d'agitation nous la fen-
tons par l'endroit où elle frappe le crane

plus rudement, les mouvemens latéraux ne contribuant qu'à donner plus de largeur au son dont le principal siége s'établira dans le lieu, où l'assemblage & le concours de toutes les ondulations directes & de refléxion ne forme qu'un seul ébranlement plus fixe & plus fort. Et toutes les modulations mediocres distribuées en même tems dans les deux oreilles se perdent auprés de la plus vive, qui s'appercevra de fort loin ou de fort proche, selon que le coup qui en est la cause est rude ou foible : Car s'il est languissant & mou, l'impression ne sera sensible qu'à l'entrée, & demeurera sur la premiére partie : Mais s'il est roide & sec il ira perdre sa force plus avant. Voici comme je croy que cela se fait. Les ondulations qui viennent de loin étant lâches & molles n'ont guéres que l'effet d'une simple pulsion, c'est à dire que la premiére partie pressée est toûjours la plus émüe, parce qu'il ne se distribuë du mouvement qu'autant que le tout est capable d'en recevoir & d'en donner à la fois, & qu'il ne se fait point de ressort.

Mais quand les coups sont portez de prés, ils ont ordinairement l'effet de la percuſſion, qui eſt d'ébranler en même tems pluſieurs parties avec une égale force, & faire même ſouvent que la derniére de tout un corps qu'ils remüent, ſoit plus violemment ſecoüée, parcequ'elle eſt preſſée comme de toutes les autres parties enſemble, & qu'elle ſupporte la premiére le contre-coup ou la repreſſion de la matiére que ce corps choque.

Lobliquité de toutes les cavitez qui ſervent à l'oüye, comme la cavité qui eſt à l'entrée de l'oreille, celle du limaçon & des trois canaux en demi-cercle, fait qu'il y a beaucoup de parties d'air agité dans un petit eſpace, leſquelles ſe choquent, ſe refléchiſſent toutes vers les mêmes poins, & avançant toûjours en ſe pouſſant & ſe ſerrant l'une contre l'autre de plus en plus augmentent étrangement le ſon. Le rebord qui ſe trouve à l'extrêmité du canal qui va de l'oreille au palais, ſert auſſi bien que la courbure du conduit de l'oüye à faire que l'air preſſé dans l'oreille pendant l'action du ſon n'en ſorte qu'en ſe briſant & comme en retournant ſur lui-même ce qui affermit l'impreſſion dans cet organe;

L'ouverture de ce canal rend auſſi le ſon plus clair, & c'eſt peut-être pour l'éclaircir davantage qu'on ouvre la bouche quand on ne veut rien perdre d'un ſermon.

Apparemment que pour prevénir l'incommodité que ce canal bouché apporteroit, la peau du tambour n'eſt point colée par toute ſa circonférence à la renûre qui la retient : L'air preſſé ſort par l'endroit le plus libre : Ce qui eſt neceſſaire, parce qu'un air étouffé ne rend pas un ton net, & que les inſtrumens de muſique ont pluſieurs ouvertures, ou bien ils ſont au milieu de l'air, ſans quoy ils ne réſonneroient pas ou produiroient des ſons trop graves. Et je pourrois bien m'être trompé, quand j'ay dit que la principale partie du mouvement qui fait le ſon paſſoit toûjours par le trou de l'oreille : car ſi l'on n'entend rien, lorſque les oreilles ſont bouchées, cela peut venir de ce que ces inſtrumens ne ſont pas alors aſſez percez, que l'air n'en peut ſortir, & que les mébranes de l'oreille ne ſçauroient être que fort peu ébranlées & avec trop de precipitation, lorſqu'il y a derriére elles un air comprimé ſeparé de l'air exterieur, dont l'agitation se communique bien mieux à celui-là quand l'un & l'autre se touchent immediatement parce que le mouvement ne se cõmuniquant qu'à proportion des masses, une partie de l'air dont les actions ne font pas ordinairement bien fortes, trouve toûjours dans l'air voisin qui est si divisé quelque portion de matiére qui prend facilement sa détermination.

Si l'on ne perd pas l'oüye aussi-tôt que la peau du tambour est déchirée ou enfoncée, c'est qu'elle fait seulement partie de l'organe entier, & que l'ébranlement de toute l'oreille interne ne dépend pas d'elle seule: Les parties du labyrinthe peuvent être muës d'ailleurs. Neãmoins l'oüye s'abolit à la fin, puisque cette peau dans son entier avec les osselets, empêche que l'air ne s'échape si-tôt, le renvoye contre les membranes des fenêtres ovales, & forme un écho dans la quaisse, y entretenant l'air un peu serré.

Ce qui me fait penser que les sons peuvent être apportez d'autre part que de la cavité extérieure de l'oreille, c'est que si l'on se met un cornet à la partie de la tête où ils sont perpendiculaites, on

les entend mieux que, si l'on se l'appliquoit au trou de l'oreille de telle sorte
que le son ne s'entonnât pas directement
dans le cornet.

L'on pourroit peut-être separer dans
le son, la distinction de la force, & croire
que celle-cy par rapport à ses dégrez &
à sa direction occupe des endroits du
crane plus ou moins profons, & que celle-
là ne se fait bien que dans l'oreille ; Mais
que nous ne composons qu'une seule sensation de l'une & de l'autre qui arrivent
au même instant.

Pour bien déterminer la grandeur de
nos objets, leur action doit être fixe &
de quelque durée, & les organes, épais
& souples : Ces conditions manquant à
l'oreille, parce que les parties essentielles y sont minces, dures, & cassantes,
& que tous les mouvemens qu'elles prennent consistent dans des allées & venuës
promtes & subites, nous ne découvrirons
jamais par l'oüye la figure des corps so-
nores : Mais comme ils font tressaillir à
leur gré les plus fermes fondemens de
noltre corps nous en ressentons dans un
certain éloignement des impressions les
plus vives & les plus touchantes les-

quelles se pouvant combiner en
mille maniéres sans se détruire, donnent
à l'ame autant de différentes affections.
Il y a trop de façon aux os de l'oreille pour
ne pas soubçonner qu'ils servent d'organe immediat aussi bien que les membranes. Et mêmes puisque les percussions
qui forment le son font trembler les mé-
taux les plus solides, & penétrent les
murailles les plus épaisses, à cause que
l'ondulation produite au premiér coup,
en excite plusieurs avant que de se dissiper
entiérement, celles-cy en font d'autres,
& toutes suivant le même chemin, s'a-
massent contre l'obstacle qu'elles ne peuvent vaincre toutes seules, & l'empor-
tent enfin comme un torrent d'eaux, quand
bien elles s'y viendroient briser les unes
aprés les autres, plusieurs petits coups
successifs de toutes les parties d'un grand
volume d'air ayant presque le même effet
que s'il se remuoit tout avec les forces
ramassées de ces différentes percussions:
Ces grandes émotions de l'air secoüeront
aisément les parties roides & pesantes du
corps, & leur donneront un mouvement
tonique qui peut être senti par ceux qui
nous semblent les plus sourds; & je ne sçai

s'il y a des hommes qui n'entendent aucun bruit fur tout dans les cavitez comme celles du crane & de la bouche, quoique ce bruit ne les avertiſſe preſque de rien, parce qu'étant confus & troublé, ils ne s'apperçoivent ni de quel côté il vient, ni quel caractere il porte.

La perception d'un ſon unique quoique faite dans deux organes différens, vient de ce que l'un & l'autre ſont frappez en même tems, de la même maniére ; Car deux ſons égaux ſont facilement confondus en un ; parce que ſe répandant par tout le corps ils l'ébranlent d'une façon uni-forme. Comme le ſon paſſe à travers les os du crane, les oreilles ne ſont ſouvent l'office que d'une ſeule qui ſeroit percée par les deux bouts, & dans toute l'étenduë de laquelle un ſeul coup cauſe à la verité pluſieurs ébranlemens : Mais ſi prés à prés les uns des autres & ſi côformes qu'ils ne ſont chacun que partie d'un plus grand ſon, & quand il y a différentes cauſes de ſons, chacun eſt ſenti dans ſa ligne perpendiculaire.

J'ai oüi dire à M. Bailli fameux Oculiſte, qu'un jour le vent lui ſoufflant aux oreilles, il ſentit un air qui les enfiloit.

toutes deux comme si elles n'euslent fait qu'un seul canal : Et il ajoûta si je m'en ressouviens bien, que le même son rebroussa aussi tôt par le même chemin.

L'air peut avoir passé avec tant de roideur par le trou d'une de ses oreilles, que son impression sans se communiquer à côté ait traversé droit les os qui les separent, & que réfléchislant depuis la surface interne de la premiére cavité de la derniere oreille, il se dût produire un mouvement contraire au direct qui s'étoit dissipé, chacune des parties se remettant par ordre en commençant par la premiére ployée.

En se bouchant une oreille, le bruit qu'on fait tout au devant de l'autre, est plus penible & plus confus, quoiqu'il nous semble moins éloigné, parcequ'alors l'air est plus pressé, que ses coups sont plus violens, par ce qu'il y reste davantage & qu'il faut que presque toute sa force s'ydistribuë ne pouvant se communiquer aisément à l'air de l'autre côté, & qu'enfin il ne peut être clair s'il ne se donne jour par l'ouverture de l'autre.

Les Ephemerides d'Allemagne rapportent d'un homme, qu'il rendoit beaucoup

de

de pus par une oreille, ce qui étoit précédé d’une grande douleur de tête. Cet écoulemét n’arrivoit point quand il faisoit diéte, & dans cet état à jeun il entendoit assez bien de la même oreille quand il bouchoit l’autre : Mais quand il avoit mangé il n’entendoit presque point. Dans l’une & l’autre circonstance, il pouvoit sans peine éteindre une chandelle de l’air seul qui sortoit avec impétuosité par son oreille malade, pourvû qu’il se fermât la bouche & se serrât le nez.

Sans supposer d’autre disposition dans cet homme, que celle qu’on est obligé de lui reconnoître, sçavoir une grande ouverture de l’une des oreilles dans la bouche, & un détachement d’une bonne partie de la peau du tambour, on pourroit expliquer cette observation en disant que l’air y étoit trop à l’écart dans cet oreille, & qu’il n’y faisoit pas assez d’effort, la traversant sans presque de resistance, & que ce défaut étoit un peu reparé, quand l’autre oreille étoit bouchée.

Aprés que cet homme avoit mangé les vapeurs qui passoient de sa bouche dans la cavité de l’oreille devoient beau-

coup obscurcir le son : Mais quand il
étoit à jeun l'air y étoit moins chargé,
outre que le sang étant àlors plus chaud
parce que toute sa masse à circulé plusieurs fois, & les parties solides comme
les membranes, étant plus attenuées,
plus déliées, elles sont plus sensibles aux
impressions médiocres.

Quelques personnes entendent deux
fois le même mot, car un oreille pouvant être plus lourde, & moins susceptible
de l'impression du son, que n'est pas
l'autre, il sera fini dans la droite ; lorsque la gauche commencera à se mettre
en branle : & comme il faut que chaque
oreille soit frappée par plusieurs coups
pour être sensible au son, les dernières
secousses nécessaires, seront imprimées à
la plus immobile, ou à celle qui sera
moins perpendiculaire à la cause de cette
impression, quand la première agitée lui
aura donné tout son mouvement ou l'aura
perdu.

Un bourdonnement, & quelque fois
un tintement surviennent lorsqu'on se
bouche l'oreille & que l'on comprime les
chairs & les cartilages qui sont à l'entrée,
parce que les artères pressées battant con-

tré ûn air enfermé, la peau du tambour reçoit à chaque pulsation des coups qui
la font tremblotter, & qui succédant les
uns aux autres lui donnent des vibrations
continuelles ou qui se suivent de fort prés
sélon qu'elle est déssechée ou ramolie,
comme une corde bandée que l'on frappe
de tems en tems est dans un fretillement
perpetuel. Le battement extraordinaire
des artéres des petits muscles peut causer
le même son. Les organes plus avancez
peuvent estre susceptibles des mémes
mouvemens par les artétes qui les nour-
rissent.

Lorsque plusieurs cloches d'inégale
grosseur sonnent dans un clocher, on
entend tous leurs coups de fort loin dans
le même intervale de tems, parce qu'ils
ébranlent une même masse d'air, qu'ils se
poussent mutuellement & que les plus
forts font ainsi le chemin aux plus foibles à càuse qu'ils joignent ensemble le
mouvement direct qu'ils ont de commun.
Chacun modifie l'air à sa maniére & se-
parément jusqu'à certaine distance, car
les plus petites clochettes ont toûjours
plus de force sut la ligne où elles font
plus perpendiculaires que les autres, &

toutes ne font prefque jamais choquées dans le même inftant. Il en eft à
peu - prés comme fi vous jettiez dans un
baffin plein d'eau des pierres de différente groffeur & pefanteur vous les verriez
écarter enfemble la liqueur à la ronde,
& leurs cercles particuliers avancer affez
loin fans fe confondre.

Il eft ordinaire de voir des fours muets:
car pour parler il faut s'entendre foi-
même, cette refonnance nous anime &
nous plaît. S'il n'y avoit que le feul fentiment du mouvement de la langue, ce
feroit une peine de la remüer, & l'on
ne pourroit pas même réüffir à bien former les fons : Leur cadence nous rectifie,
& fait que nous cherchons à difpofer les
organes, à produire une belle voix. Auffi
quand on fe bouche les oreilles on ne
parle jamais fi bien, & les Muficiens ne
chantent rien qui vaille dans une fale où
toutes les voix fe perdent. Et c'eft une
chofe digne de remarque, que ceux qui
ont l'oreille fine & qui fe plaifent fort à
la mufique, ont ordinairement la voix plus
agreable, que ceux qui n'y trouvent point
de douceur.

Les vieilles gens qui ont l'oreille fort

dure parlent à la verité, mais outre qu'ils
parlent tous fort haut pour s'entendre un
peu eux-mêmes, c'est qu'ils ont eu une
grande habitude à proférer des paroles,
quand ils en avoient la volonté : Au lieu
que les enfans , chez qui le défaut de
l'oüye est toûjours joint à celui de la pa-
role n'ont pas fait usage de leur langue
pour former des sons articulez.

Ainsi l'on voit à Paris un fort habile pein-
tre nommé M. Vaussier , qui est demeuré
sourd & muet d'un coup de pierre qu'il
reçût à l'oreille dans la ville de Caën à
l'âge de 6. ou 7. ans. Il a maintenant
25. ans : Il remuë un peu la langue &
les lévres quand il veut expliquer sa
pensée, mais cela ne produit qu'un bruit
confus que l'on n'entend que quand on
est fort proche.

L'on ne trouve de limaçon dans les
poissons, ni dans les oyseaux, peut-estre
parce que les percussions qui font le son,
remüant plus foiblement ces animaux
que les autres qui s'appuient sur des corps
solides & durs si propres par le ressort
& la rigidité de leurs parties , à transf-
mettre ces sortes d'agitations, cette piéce
ne pourroit estre assez ébranlée ou re-

tiendroit trop long-tems l'impreſſion
ſans la communiquer aux canaux demi
circulaires & aux autres parties qui doivent concourir à former une bonne
oüye.

Les oyſeaux ſuppléent en quelque ſorte au défaut du limaçon ; par un tuyau
droit qui n'a qu'une porte laquelle s'ouvre en bas avec les cinq des trois autres
canaux : Le ſon s'y fortifie beaucoup,
puiſque n'en pouvant ſortir que par où
il y entre, il ſe fait une infinité de contre-coups dans toute ſa longueur. Les
poiſſons n'ont point de premiére cavité:
Car ne recevant jamais que des ſons foibles, la peau du tambour n'eſt point aſſez
repouſſée par leur action qui ſe diſſipe-
roit mémes & n'auroit pas aſſez d'étenduë & de force pour remplir une petite
cavité, & produire des réfléxions qui
l'augmentaſſent dans un tuyau de quelques lignes.

La conſtruction de différentes piéces
de l'oreille, montées à tous les tons, &
raillées pour les mémes échos, favori-
ſe extrêmement l'uſage que je donne aux
ſens allongez. Car pourquoi cette multitude de mémes organes ſous un feu

roit, & dans l'étroite enceinte de l'os
pierreux. Si la nature n'avoit eu deſſein
que de rendre le ſon plus ſenſible, ne
lui auroit-il pas eſté plus ſimple d'en
étendre & d'en bien polir un ſeul que de
le multiplier. On me dira que la ſenſation en plus eſt plus forte & plus diſtincte:
Car ce qui n'aura pu s'exprimer ſur l'un
le ſera ſur l'autre, & le tout enſemble
peindra une image de la choſe plus nette
& plus générale.

À cela je répons que toutes ces parties repréſentées chacune de divers côtez, ſans égard à l'ordre qu'elles tiennent dans l'objet, mais ſeulement à l'in-
diſpoſition de l'organe total, nous trom-
peront preſque toûjours dans la diſtance
& dans l'eſpéce veritable du mouvement
extérieur.

Secondement, pluſieurs de ces organes
ayant une même fabrique qui les rend
également propres à mille tons divers,
l'objet s'exprimera tout entier ſur un ſeul
où tout ſon mouvement ſera plus vif.
Or cet organe eſt déterminé à recevoir
toute l'impreſſió ſelon qu'elle eſt dirigée&
qu'elle eſt forte;& tout autre part l'objet
agit plus foiblement,quoique auſſi univer-

fellement : Il ne fera donc bien fenfible
que fur cet organe partiel; & en ce que
tous les autres conviennent, & qu'ils
montrent la méme chofe en tant de lieux
non interrompus d'une capacité longue,
large & profonde, ils ne peuvent que repréfenter une étendë uniforme qui croît ou
qui décroît felon le nombre desparties imprimées entre le terme de l'efpace qu'elles
rempliffent & l'image principale qui fait
comme le centre & l'exemplaire achevé de
toutes autres grandes & petites.

Troifiémement, tant d'organes ainfi
placez les uns devant les autres ne fem-
blent pas faire beaucoup à la netteté de
l'impreffion; ils doivent plûtôt s'empêcher les uns les autres. Auffi les animaux qui ont certains fens tres fins quoique bornez, en ont les organes épa-
noüis, ou multiples & diftincts l'un à côté
de l'autre; la membrane du nez eft d'une
circonvolution prodigieufe dans les chiens
de chaffe: quelques mouches ont un grand
nombre d'yeux; & la nature a donné
plufieurs mains, & plufieurs doits dans
ces mains à ces petites bêtes qui tra-
vaillent leur ouvrage avec tant de délicateffe qu'un point ne paffe pas l'autre.

Il feroit inutile d'oüir du fon par tout
en même tems , mais il auroit efté
impoffible d'en entendre comme hors de
notre corps s'il n'êtoit appliqué qu'à une
feule fuperficie , à un feul point : Car il
faut bien diftinguer dans les fenfations,
leur force de leur largeur , & de leur diftance : Elles fon fortes, lorfque les parties de l'organe font violemment ébranlées ; elles font larges de la largeur des
parties qui reçoivent l'impreffion : Mais
comment reconnoître leur diftance , finon
par l'étenduë fenfible d'entre le lieu de
l'Idée objective & le point oppofé
dans le fond de l'organe , lequel
point doit eftre pris dans la ligne tracée
par toutes les impreffions différentes d'un
feul objet , la plus vive defquelles éffa-
ce par la beauté de fes traits les qualitez diftinctes des autres, qui ne fe re-
fervent le long des organes où elles agiffent que le fentiment de leur fituation,
& de leur quantité abfoluë.

ARTICLE VI.

DE LA VEUE.

COmme la veuë est le sens le plus fin & le plus précieux de tous, je l'approfondirai plus scrupuleusement que je n'ai pas fait les autres.

La lumiére qui sert à nos yeux de moyen pour connoître les objets, est dans nous une sensation des couleurs, des figures, & des mouvemens de corps à différentes distances : & cette sensation est l'effet d'une impression ferme & continuelle que les choses que nous voyons font sur nos organes, par les corps transparens qui tiennent le milieu entr'elles & nous.

DIGRESSION DE LA Lumiére.

La lumiére extérieure semble consister dans un déplacement tres-promt de quelque corps que ce puisse estre. Je pourrois apporter plusieurs preuves qu'elle n'est pas une substance distinguée de l'air, de l'eau, ou du verre qui laissent passer son action. Car

En premier-lieu. Les corps transparens ont le plus d'aptitude à recevoir promtement des modifications nouvelles & toutes distinctes, leurs principes n'êtant point liez, & glissant aisément les uns contre les autres, quoique l'union en soit tres-intime, & qu'ils fassent moins de vuides que bien des corps opaques.

En second lieu. Quand on mouïlle du papier l'on conçoit que les parties d'eau en vont boucher les ouvertures, néànmoins il est plus transparent : Cela ne se peut donc faire que parce que tout le papier fait un corps plus susceptible de mouvement en tout sens.

En troisiéme lieu. Toutes les poussiéres vûës avec le microscope sont diaphanes : On n'y sçauroit guéres soubçonner de pôres : Mais elles sont d'une substance assez uniforme & dont les Atomes également comprimez de toutes parts sont tout prêts à se mouvoir vers le lieu qu'ils seront frappez : Ou bien toute la molécule est si légere que l'action de la lumiére la remuë à son gré

En quatriéme lieu. Un feu tres-violent vitrifie tous les corps, parce qu'il ne dépoüille les parties de toute tendance à quelque mouvement particulier, & qu'il les proportionne & les arrange tellement en les remüant qu'il n'en fait qu'un continu également divisible & mobile par tout.

En cinquiéme lieu. Qui peut s'imaginer aſſez de fentes dans un feul corps, afin de pouvoir diſtinguer au travers tous les poins d'un objet, & en même-tems aſſez de parties folides, pour voir par réfléxion les mêmes poins : Car peut-on conteſter que la lumiére foit repouſſée de deſſus la ſurface d'un verre poli, puiſque le mettant au devant d'un trou obſcur, & raboteux, le plan qu'on lui oppoſe y ſera repréſenté à ceux qui ſont du côté de l'objet ; ce qui ne ſe feroit pas ſi l'image penétroit des trous dans le mirouër & qu'elle fût renvoyée de ſa partie poſtérieure & du fond de la cavité, ayant fuppoſé que les rayons en refléchiroient inégaux ou qu'ils s'y perdroient. Ce même mouvement qui arrive derriére la glace, & qui fait qu'un homme qu'on y auroit poſté verroit le même plan par les

endroits

endroits d'où il revient, n'a donc pas
pour caufe les rayons qui partant de
l'objet percent le verre : Mais le corps
lumineux s'imprimant fur des parties folides, rebrouffe vers nous aprés leur avoir
communiqué de foir mouvement qui fe
perpetuë dans l'air enfermé, ainfi qu'une
boule frappant un ais qui la fepare d'une
autre boule donne mediatement à celle-
ci fa détermination & s'en retourne d'un
autre côté.

Si l'on me répond qu'une partie de la
lumiére traverfe & que l'autre réfléchit :
Je dirai que ce qui en paffe étant fenfible, & venant vers un côté, comme
des mémes points d'où elle eft renvoyée
de l'autre, la privation en doit auffi étre
fenfible, & puifque la lumiére interceptée
eft dans une auffi grande quantité que
celle qui continuë, fi l'on expofe une
feüille de papier blanc à un verre plat,
l'efpéce qui en fera communiquée & en
ligne directe, & en ligne refléchie paroîtra cendrée, ou entre le noir & le blanc,
& fi le papier eft noir il paroîtra encore plus noir. Or ces couleurs & toutes les autres font feulement affoiblies
& moins apparentes, parceque les rayons

de plusieurs poins de l'objet, diminuent
de leur force jusqu'à l'insensibilité sur
certaines parties du verre inégales en
masse avec les autres : Et qu'il y a toûjours plus d'endroits embarrassez dans
cette substance, où la lumiére se disperse & s'étouffe, que dans l'air, Mais enfin
est il croyable que le diamant, la corne,
&c. qui sont si durs, fussent assez poreux
pour donner par tous leurs poins sensibles, passage à une matiére qui doit estre
elle-même sentie.

En sixiéme lieu. Les rayons sont de
la nature du milieu où ils se trouvent :
Non seulement ils se teignent de ses couleurs ; mais si les parties en sont compactes & dures, & que leur mouvement
en soit aussi plus ferme & plus violent, ils
ne seront pas si nets ni si promts en passant par ces sortes de milieux, mais leur
impression sera plus forte, & fera davantage de chaleur. Ainsi les rayons d'un
air épais rassemblez par un verre ardent
brûlent avec facilité, mais ceux que l'on
rassemble dans une machine dont on a
pompé la matiére grossiére, n'échauffent
presque pas. Et la trop grande subtilité de
l'air peut-estre une des raisons pourquoi

il ne fait pas si chaud sur les plus hautes montagnes.

En septiéme lieu. Les mouvemens de la lumiére gardent les mêmes régles des corps qui se pousent sans se traverser ou s'enfoncer, & elle tient des routes dans les milieux qu'elle penétre, comme si elle ne faisoit qu'un même corps avec eux. Ainsi les angles d'incidence sont égaux aux angles de refléxion: Car si le rayon est perpendiculaire au plan sur lequel il tombe, ne penchant pas plus alors d'une part que d'une autre, & l'oppofition étant directe, il ne peut qu'en refléchissant sur la même ligne & contre lui - même il ne fasse deux angles droits. Et si la lumiére tombe obliquement, la reverbération qui dépend de la quantité du mouvement appliqué au plan, & de la premiére détermination, s'en fera d'un autre coté dans une ligne autant inclinée que le rayon direct.

Ces refléxions semblent fondées sur le ressort même du plan, dont les parties tendant à se remettre, font un effort opposé à celui du rayon qui les presse: Car je ne conçoi pas qu'un plan demeurant immobile, le rayon qui viendra donner contre avec beaucoup de roideur, refléchisse en aucune sorte, ou qu'il refléchisse autrement qu'en glissant tout le long du plan, puisque par ce moyen, il s'éloignera le moins qu'il est possible de ligne droite qu'il auroit tenuë, & conservera la détermination que l'obstacle ne lui aura pû faire perdre : Mais il est contraire à la Physique que le corps le plus dur & le plus serré soit incompressible & sans ressort, la premiére superficie ne peut estre plus pressée qu'à l'ordinaire sans rentrer au moins un peu à proportion de la masse qui lui donne le mouvement : Et toutes choses se redressent, puisque les parties d'un morceau d'acier, par exemple, n'étant retenuës en leur place que par la pression de la matiére qui les environne, lorsqu'un effort subit les a poussées d'un côté, elles sont aussi-tôt repoussées par l'air répandu de l'autre, les particules duquel étant incessamment en des agitations diverses ne peuvent estre rapprochées sans se remettre au large apres leur choc mutuel, de même que deux corps qui tournent sur eux mêmes en des lieux différens, venant à se toucher, se récartent. De plus les parties d'un corps dur font toutes en un mouvement égal les unes contre les autres vers un point qui fait comme le centre où elles péfent, lors donc qu'un effort en preffoit certaines plus que le refte, s'eft communiqué ou s'eft perdu fans les feparer, celles qui font fur la voûte du corps que l'on courbe ou que l'on enfonce, tenant à celles des côtez, doivent revenir, parce que leurs liens communs & la force qui les attire vers le centre fe confervent les mémes. Dans une lame que l'on ploye, il y a toûjours une partie immobile qu'on doit regarder comme l'appuy furquoi roulent comme différens leviers les autres parties mobiles que nous fuppofons s'entretehir roides par tout ; car quand les parties d'un corps font toutes dis-jointes, il n'y a plus de reffort; la force qui fait foûtenir fur ce point fixe la pefanteur de ces leviers dont on fent un peu le extremitez libres fe foûlever dans les ployement, agit contre la puiffance appliquée aux autres bouts, & cette puiffance venant à manquer tout fe remet dans fa direction.

Enfin fi l'on imagine de petits conduits dans les corps lefquels foïent traverfez

par une matiére qui coule inceſſamment,
les parties comprimées ſe rétabliront,
comme il arrive à la chair d'un animal
que les vaiſſeaux ſanguins font enfler
quand elle eſt preſſée.

L'immobilité du plan n'eſt pas ſeulement côtraire à l'expérience, elle renverſe
même toutes les raiſons qu'on pourroit
donner de cette égalité d'angles dont il
eſt queſtion : Car un rayon lequel y ſera
perpendiculaire ne pourra revenir, puiſqu'un corps en mouvement doit s'arrêter
à la rencôtre d'un autre que rend inébranlable une force oppoſée au moins égale, &
demeurer ou dans un ſimple effort, ou
dans un parfait repos, ne pouvant eſtre
tranſporté ailleurs que par la nouvelle
détermination d'une réaction poſitive, &
d'un mouvement au contraire, ce qui ne
vient point du plan dont la force eſt
bornée à arreſter tout tranſport de ſon
côté, ni du premier mouvement qui le
détruiroit plûtôt, & quel peut eſtre l'effet
d'un mouvement & d'une reſiſtance invincible, adverſes.

Mais le reſſort d'un plan ſolide faiſant
que les rayons y tombent à plomb, la
partie battuë s'enfonce, les autres s'a-

baisseront par le bout qu'elles tiennent
à celle-ci, & s'éleveront tout autour
par l'autre, & toutes tendant également à revenir en leur première place,
rejetteront droit les rayons affoiblis par
leur prolongement.

Un rayon incliné fera faire aux parties
du plan qu'il touche une réaction qui
produira de l'autre côté un second rayon
autant oblique que le premier étoit, parce que la force qu'ont ces parties à repousser est reglée par le rayon direct qui
les a davantage contraintes du côté où
il tend & auquel il est plus contraire.

Le plan n'ayant reçû d'impression que
selon sa perpendiculaire, doit ressorter
suivant cette ligne. Mais comme une telle
impression est donnée par un corps lequel en a encore une autre qui le porte
selon la direction du plan, la partie
qui en rejaillit prenant un mouvement
composé d'un perpendiculaire rabattu
par un parallele, refléchit un rayon à
angle égal avec le direct : Et c'est au
même instant que la partie pressée se sou-
léve & que le mouvement qui tend à
glisser sur le plan, l'incline.

Pour comprendre ceci, considerez qu'un

rayon perpendiculaire donne tout son mouvement au plan qui ne le lui peut rendre que dans la ligne qu'il l'a reçû. Quant au rayon oblique, s'il s'appro-che davantage de la perpendiculaire que de la parallele, il se communiquera plus de mouvement au plan, & l'effort qui fera retourner le rayon sera deux fois plus grand vers la ligne á plomb que vers l'horizontale, donc le rayon fera sur le plan angles égaux à son arrivée & à son retour ; il faudra raisonner à peu prés de même si le rayon s'éloigne moins de l'horizontale. Le mouvement qui tient du perpendiculaire étant rendu à mesure qu'il se communique, & la force qui fai-soit avec lui le mouvement direct ne cessant point d'agir de droit à gauche, sur la méme partie que frappe le mou-vement perpendiculaire, il se produit un second mouvement composé encore de droit à gauche, mais de haut en bas. De plus l'extrémité du rayon direct entre un peu dans le plan, & rencontrant de l'opposition elle glisse vers le côté qui lui résiste moins, & diminuant toûjours de son impétuosité aprés s'estre avácée le plus qu'elle a pu, elle se creuse, en remon-

tant, une portion desphere, dont les cornes
de même inclinaison regardent des côtez opposez, suivant lesquelles le rayon re-
broussant & étant plus rejetté par la premiére qui s'est faite, fera des angles
égaux.

Il est clair par ces explications, que
le rayon perpendiculaire sera le plus fort,
parce qu'il est dans toute son étenduë
composé d'un mouvement direct & d'un
refléchi qui s'affermissent & se produisent
mutuellement, ce qui lui donne autant de
force qu'en a le rayon direct, & les rayons
obliques seront forts à proportion qu'ils
approcheront du perpendiculaire : Car
une plus grande quantité du mouvement
direct s'imprimant sur le plan, en fera
agir avec plus de vigueur le ressort qui
est la cause immédiate du mouvement
de refléxion.

Si les rayons sont flexibles eux-
mêmes leurs angles seront aussi égaux,
comme on prouve qu'un balon poussé
sur le pavé, fait d'un certain biais un
applatissement contre lequel l'air renfermé venant à se relâcher, enléve le
globe perpendiculairement, ou laterale-
ment si tout le balon est envoyé plus d'un

côté que d'un autre. Je ne regarde point
ce que peut faire sa propre pesanteur.

Mais il est plus à propos de joindre
ensemble & le ressort du plan & le ressort
du rayon : Car la percussion étant, reci-
proque, les parties du plan rentrent en
elles - mêmes au même tems que le rayon
est un peu recoigné. Ainsi le ressort de
l'un & de l'autre venant à se débander
aprés la perte du premier mouvement,
l'air repoussé depuis l'extrêmité du rayon
direct formera un rayon d'égale obliquité.

De cette maniére les angles ne seront
point mathématiquement égaux ; car
peut-estre que l'angle qui se fait par reflexion sur un plan plus mol est moindre
que celui de l'incidence, parce que le ressort n'y est pas ferme. Mais l'on ne s'appercevra pas de leur disparité dans la
pratique, & cela suffit pour établir cette
égalité sensible comme un principe qui
explique ce que l'expérience nous montre.
Toutes ces égalitez d'angles s'observent
dans une bale jettée contre un mur, dont
on voit quelque fois les morceaux atta-
quez saillir où la bale est rechassée.

Cette consideration de la souplesse du

plan & de la fléxibilité des rayons, me
fait penfer qu'en fuppofant de l'effort
ou un mouvement infenfible dans l'appui
d'une balance lequel on regarde ordinairement comme un point fixe, & une
pefanteur changeante & toute refpective
dans les corps attachez aux extrémitez,
on pourroit donner du principe ou plûtôt
de l'expérience vulgaire des mécaniques,
dès raifons plus fatisfaifantes que celles
qu'on a coûtume d'en apporter. Voici ce
qui m'en eft venu dans l'efprit.

REFLEXION,

Sur le premier principe de la mécanique.

S'il faut une certaine force pour tranfporter un corps d'une vîteffe déterminée, il fera employé autant de force
pour transporter un corps égal d'une
vîteffe égale. Et deux puiffances pareilles
toutes oppofées fe fufpendent dans un
même fujet, & produifent des effets qui
participent autant de l'un que de l'autre.

Suppofez, que le corps *A* & le corps
B égaux ayent les mêmes dégrez de mou-

vemens ou de viteſſes vers les mêmes
endroits, ils garderont toûjours leur premiére diſtance ou ſituation l'un à l'égard
de l'autre, parce qu'ils font en même
tems des chemins égaux. Mais ſi chacun
tend vers des poins diamétralement oppoſez, ils s'écarteront également du milieu de leur premier intervale. Qu'ils
avancent tous deux vers ce milieu, ils
y arriveront enſemble, & ſe joignant auſſi
intimement que leur impénétrabilité le
permet, ils ne feront qu'un tout dont chaque moitié en des efforts égaux & contraires ſe tiendra inébranlable, ſans ſe
jetter à côté, car ces deux mouvemens
n'ont aucun rapport au mouvement la-
teral.

Si l'on conçoit une chaine indiſſoluble
qui les uniſſe, & qu'ils aillent vers des
lieux oppoſez avec égales forces, ils
demeureront encore immobiles en ſe tirant mutuellement, & ſi l'un eſt en mouvement & l'autre en repos, celui-là communiquera la moitié de ſon impreſſion à
celui-ci pour parcourir de compagnie en
une heure un pié de l'eſpace dont il parcouroit le double au même temps: Parce
qu'il n'avancera point, s'il ne diſtribue à cet

autre

autre corps auquel il est attaché, ou contre lequel il pousse, autant d'impression
qu'il faut pour s'en faire suivre, ou pour
lui faire ceder de la place tant que le
mouvement dure : & parce que l'action
qui en un certain tems appliquoit à
deux piés d'étenduë un corps de la longueur d'un demi pouce est toute emplo-
yée à porter un corps de la longueur
d'un pouce, l'espace d'un seul pié dans
la même heure, car l'application est double dans un corps composé de deux autres, & c'est comme si un seul parcouroit deux fois en même tems la moitié
de l'espace que le tout parcourt. Mais
venons à l'expérience du levier.

A & *B* étant égaux, & posez sur les
deux bouts d'une ligne roide, dont toutes
les parties s'entresupportent, venant à recevoir d'une même hauteur chacǔ un mouvement égal qui les porte parallélement
en bas, comme ils font uniformément
avancer toute leur ligne, que je suppose
tres-unie, ils doivent presser également sur
tous ses poins, de telle sorte qu'un plan
arrêté, sur lequel cette ligne s'abaisse-
roit & s'appliqueroit exactement à toute
une rangée de poins, soûtiendroit dan

G

chacun de ces poins une partie égale de
ces deux poids, puifque la charge n'étant
réglée que par le mouvement réel que
produifent les poids fur l'appui, s'ils font
égaux de côté & d'autre, & la ligne
roide & infléxible elle s'enfoncera également par tout.

Confiderons que cette ligne ne trouve
en tombant qu'un feul point qui l'arrête
par le milieu : fuivant la propofition pré-
cédente, lés deux pois preffant également
ment dans toute l'étenduë de la ligne il
y aura pareille charge des deux côtez,
& le feul endroit qui refifte & contre
lequel les deux pois s'efforcent fans ceffe,
repouffe & foûleve tout le fardeau qu'il
porte, & c'eft par un effort veritable
contraire & égal à celui qui le caufe né-
céffairement dans l'appui, que l'équilibre fe fait, tout ainfi que deux mouvemens contraires affermiffent le corps
qu'ils tâchent de tranfporter chacun de
fon côté.

Que la ligne qui foûtient les pois dans
une direction horizontale, rencontre l'appui plus proche d'un bout que de l'autre,
que ce foit au tiers. Selon ce que je viens
de dire, il y aura fur la plus longue

branche deux parties de la pefanteur des deux corps, contre une qui fera fur la plus courte : Le tiers de là quantité des pois entrainera donc la longue branche, & le tout fera tiré en bas comine de la troifiéme partie de la vîtefle de ce tiers, de même que trois corps égaux attachez à une corde, deux defquels ayent deux mouvemens femblables & égaux, & le troifiéme un égal degré de mouvement ; mais oppofé aux deux autres, fe remuëront du tiers d'un d'eux, parce que le mouvement fe difperfe par rapport aux maffes & que deux de ces maffes étoient comme en repos.

Suppofons que les deux corps *A* & *B* fufpendus aux deux extrémitez, pefent chacun trois livres : Les trois tiers de la ligne en péferont chacun deux. Que le corps *A* foit du côté de la branche qui eft moitié de l'autre ; voyons quel pois il lui faudra pour l'empêcher de haufler.

J'obferve d'abord que *A* ne vaut que deux où il eft, & qu'au contraire *B* a l'effet de quatre, d'où je conclus que *C* qui vaut trois ajoûtez encore à *A* augmentera fon parti de deux qui joints aux deux premiers, contre - balanceront le côté de *B* qui péſe quatre. Mais cela a beſoin d'explication.

Il faut quelque fois confondre les peſanteurs avec les mouvemens & les vîteſſes : Car un pois n'agît que par ſon mouvement, & le mouvement par la vîteſſe avec laquelle il avance. Les forces ou les puiſſâces ſont à raiſon des maſſes & diminuent de la vîteſſe à proportion que les maſſes ou les pois ſe multiplient.

C péſant trois livres, ajoûté à *A* comme en repos & n'ayant plus que la force de 1. lui cômunique de ſon mouvement pour preſſer enſemble d'une vîteſſe propoſtionnée à leurs maſſes;Et parce que *A* ſe trouve attaché commé à deux maſſes de deux livres chacune, le mouvement *C* ſe doit diſtribuer à ſix maſſes péſant ſix livres, c'eſt à dire qu'il ſe partagera en neuf, ſçavoir dans les trois maſſes de *C* dans les deux de *A* & dans les quatre de la longue branche , & chacune aura le tiers du mouvement d'une livre. Mais parce que la direction de toute cette peſanteur eſt ſuivant une ligne qui tireroit perpendiculierment la courte branche de haut en bas , l'impreſſion qu'elle donne à la longue branche eſt

perpendiculaire de bas en haut, ainſi ces
neuf tiers de force ſont occupez à élever *B* dont le côté conſervant les 2. forces entieres qui le faiſoient abaiſſer dans
la diſpoſition précedente, reſiſte non ſeulement aux quatre tiers que nous avons
dit s'appliquer dans la même branche
contre cet effort, mais il ſe reſerve encore deux tiers de force qui peſant ſur
B équivalant à deux maſſes les font tendre
auſſi vîte en bas que les cinq tiers de
même force font peſer les cinq maſſes
de *C* & de *A* ſur leſquelles ils preſſent.
Le tout ne pouvant donc marcher qu'en
ſemble doit demeurer en équilibre à cauſe de la reſiſtance invincible de l'appuy.

De même ſi la ligne qui ſupporte *A*
& *B* eſt diſtinguée en huit parties &
que l'appuy en laiſſe ſept d'un côté contre une de l'autre : que *A* & *B* peſent
chacun une livre, & que *B* poſe ſur
l'extremité de la branche qui eſt ſept
fois auſſi grande que l'autre ſur laquelle *A* eſt ſituê : L'experience eſt que l'on
ſur-charge *A* de ſix livres pour le tenir
en balance avec *B* & l'on en peut donner cette raiſon, que chaque partie de
la ligne péſe un quart de livre, & tend

à se mouvoir de la vitesse dont se meut le corps qui pese la livre entiere, parce que la quatriéme partie de cette pesanteur d'une livre sur la quatriéme partie d'une masse la pousse aussi vîte, que toute la pesanteur fait toute la masse, Six masses entieres qui pesent six livres: s'appliquant donc sur A dans tout son volume le presseront de toute leur force ne la pouvant immediatement donner ailleurs, il insistera donc avec la force de six volumes d'une livre, & il s'efforcera d'une vitesse s'extuple de celle que lui donneroit le pois d'une livre. Or cette vitesse s'extuple est le sur plus qui le faisoit emporter à B dont le côté deviendra par consequent égal au plus petit.

Si toutes ces masses comme nous les venons de considerer se trouvent sans appuy dans un air libre, toute la ligne, les sept masses d'un côté & B de l'autre iroient d'un même branle, de la vitesse d'une seule livre & de la force de huit, parce que chaque masse agissant de toute sa puissance, fera le même chemin sans se repousser ou s'attirer l'une l'autre: Et si la hauteur de chacun des pois a la huitiéme longueur de toute la ligne, on verra mesurer une étenduë horizontale égale à une perpendiculaire. Si tout vient à tomber sur un plan, la partie qui sera sous les sept masses recevant tout d'un coup sept dégrez de vitesse contre un que recevront les autres, sera surchargée de six : Car si la ligne portoit deux masses égales, tombant d'une vitesse égale à chacune de ces masses en particulier, elle n'auroit pas par tout la pesanteur particuliere de ces masses, car toute l'impression venant des deux masses, & la ligne étant d'elle même sans pesanteur & d'une roideur infinie, il ne sera appliqué sous cette ligne que le mouvement qui pousse ces deux masses : Et plus la ligne sera longue, moins les parties inferieures du plan seront comprimées, par ce qu'étant en plus grand nombre, il faudra plus de force pour les ébranler : Mais quand une grande partie de la ligne est libre, elle se bande toute contre ce qui retient l'autre.

Si les parties de cette ligne ne sont point dans un même plan, si elle est recourbée, elle aura le même effet qu'une ligne qui toucheroit l'une & l'autre

extremité dans une direction horizontale,
car n'agiſſant que ſuivant la perpendiculaire il faut ôter toute les obliquitez pour
avoir toute l'étenduë de ſon effort.

Suivant cette opinion, l'on a eu grand
tort de prétendre que pour faire équi-
bre il falloit forces égales de part &
d'autre, car on n'y doit reconnoître
qu'une neceſſité d'égales viteſſes qui tiendront toûjours les parties des bras de
la balance dans un même plan, d'une
même inclinaiſon. Les viteſſes ſont bien
differentes des forces, puiſqu'il y a le
double de force à mouvoir un corps double d'un autre qui ſe meut auſſi vîte: Et
l'on adjoûtera cent mille degrez de force à quelque bras que ce ſoit d'un lévier
que des pois proportionez tiendront en
équilibre, pour retenir immobile l'autre
bras ſur lequel on n'ajoûtera qu'un dé-
gré de force ou du quel même on ôtera
des parties de la maſſe ou du pois à
proportion, en y laiſſant la même force,
à cauſe que cette force fera mouvoir
plus vîte le pois diminué.

Car il ſuffit en général que l'un des
bras ait de la force pour aller auſſi vîte
que l'autre, ce qui ſe peut faire par des

mouvemeus fort inégaux. Les corps n'ont pas plus d'éffort & ne péfent pas plus que la moindre de leurs parties quand ils font dans un vuide : mais un corps péfe plus qu'un autre d'une égale matiere c'eft à dire dont chaque particule peut autant fe mouvoir que toute autre qui lui eft égale en volume prife en la mê-me matiere ; un corps , dif-je, péfe plus qu'un autre lors qu'étant arretez tous deux les parties de l'un fe trou-vant en plus grand nombre que les parties de l'autre, celles la portent plus d'efforts fur l'inferieure.

Dans la Romaine, la livre qui s'appuye fur la longue branche, n'a pas la force de ce qu'elle foûleve quand il péfe plus d'une livre, car que l'on foûtienne cet-te branche par le milieu où la livre fera appuyée ou que cette branche tombe ou ne fent le pois que d'une livre, autre-ment 20. livres de l'autre côté en équili-bre avec elle, feroient pefer de 40. li-vres ; l'on n'éprouve cependant que l'effet de 21. livres, car les 20. livres du côté de la courte branche ayant autant de vîteffe qu'il y en a dans l'autre, ces deux vîteffes fe détruifent , & il ne reſte ſur l'appuy que les efforts abſolus.

Il y a une infinité de conſiderations à faire ſur cette digreſſion leſquelles m'éloigneroient trop de mon ſujet, & que l'on peut bien faire mieux que moy.

La lumiere n'abandonne point ſa ligne dans un même milieu : Car faiſant portion de ce milieu même, elle n'y peut preſſer une partie entre pluſieurs qui ſe ſoûtiennent toutes également, que cette premiere partie mûë, ne choque toute entiere contre celle qui la precede immediatement, qui lui réſiſte le plus & qui n'eſt pas moins mobile que celles qui ſont à côté : Cette ſeconde comprime pareillement la partie qui ſe rencontre dans ſa direction, & ainſi de ſuite en ligne droite ; Et quand il ſe communiqueroit du mouvement aux côtez il pourroit revenir par refléxion s'unir de part & d'autre principalement à la ligne directe.

L'orſque la lumiere change de milieu & qu'elle entre obliquement dans une matiere nouvelle, elle ſe romt, parce qu'elle y trouve une autre facilité à avancer, & qu'au point du changement de milieu , les rayons qui ont quelque largeur à leur extrémité , faisant une impression plus oblique en un endroit qu'en un autre, pousseront les parties du milieu où ils vont se produire, par une ligne plus ou moins oblique selon la disposition qu'elles ont à se répandre , ou bien à se tenir fermes l'une contre l'autre faisant que les rayons ébranlent moins de poins en traversant le milieu , c'est à dire qu'il y suivent une ligne plus courte.

S'ils passent dans un milieu plus compacte , ils s'approchent de la perpendiculaire, parce que la superficie des corps durs n'étant poussée que selon cette ligne , des parties solides & fermes retiennent le mouvement imprimé plus constamment que les parties moles d'un plan plus rare & plus aisé à s'écarter, où la lumiere élance s'émousse , & son mouvement n'étant plus dés cet instant si soûtenu & si sec se retire de la perpendiculaire qui regle l'effort de tous les corps sur les plans. Si le solide étoit infiniment dur, les rayons obliques y entreroient toûjours par la perpendiculaire, mais il se fait une compensation & de

la force qui preſſe les parties à les faire conſpirer en un plan tres ferme , &
du mouvement du rayon qui rejette
toûjours plus d'un côté que d'un autre
les parties qu'il attrape les premieres, l'on
doit mêmes avoir égard ici au degré de
la force des rayons.

Enfin les rayons ſont convergens ou
divergens ſelon la taille des verres : Ils
ſe raſſemblent en réfléchiſſant d'une ſurface concave, au contraire de deſſus une
convexe , parce que les réflexions ſe font
ſuivant la direction des diametres des
ſpheres dont ces ſurfaces ſont portions;
Et ſi les rayons traverſent un verre convexe des deux côtez, ils s'approcheront,
ce qui eſt oppoſé à ce qu'ils feroient ſi
le verre étoit concave. La raiſon de tout
ceci eſt que les impreſſions des rayons
ne ſuivent que les perpendiculaires aux
tangentes des ſurfaces concaves ou convexes qu'ils touchent : Car elles ne ſont
ſuſceptibles de ces impreſſions directes
que ſuivant de telles lignes , parce
qu'elles n'empêchent point le mouvement dirigé d'une autre maniere : Les
rayons étant donc ainſi renvoyez des ſurfaces concaves , ils s'inclineront tous vers

le

le centre ; au contraire ils s'écarteront
d'autour du centre des convexes : Mais
en pénetrant une surface convexe ils
s'approcheront du centre de cette figure
dés qu'ils entreront dans le verre ; Et
s'ils en fortent par une surface encore
convexe ils continuëront de fe joindre ,
& d'autant plûtôt que le milieu où ils
paffent eft plus rare que le verre, parce
que les rayons gardent dans toute leur route leur premiere détermination à s'unir , en
s'inclinant à peu prés comme les demi-
diametres de la surface convexe , &
cette convergence eft augmentée quand
ils paffent dans l'air par une surface concave, puifque les rayons s'y écartent du
chemin divergent des perpendiculaires
de cette derniere surface. Quand les
deux surfaces du verre font concaves les
rayons en les traverfant doivent fe féparer par le même principe: Si le vérre
eft convexe d'un côté & cave de l'autre
la derniere fuperficie les écartera autant
que la premiere les a approchez & comme on les fuppofe toûjours paralleles ,
en tombant fur le verre, ils redeviendront
paralleles, aprés qu'ils l'auront traverfé :
enfin fi le verre eft plan convexe, les ra-

yons s'uniront environ le centre de la
convexité de quelque côté qu'on l'ex-
pose au soleil, car les deux réfractions
qui se font lorsque la convexité est opposée, ne valent qu'à peine la seule
qui se fait quand on oppose le plan,
puisque les rayons sortant du verre dans
l'air par la surface convexe, acquierent
bien plus de convergence qu'en entrant
de la même surface dans le verre, car
la refraction est plus grande dans
l'air quand l'inclinaison augmente.

On peut m'objecter que si les verres
convexes sont proches de l'objet ou bien
de nous comme à un pouce, les rayons
n'en paroissent point renversez, quoique
la chose soit fort éloignée. Je répons à
cela que les rayons qui viennent toûjours un peu paralleles sur le verre vont
s'unir au delà du centre de sa
figure, dans lequel les seuls rayons qui
tombent perpendiculairement se rassemblent : donc si nous ne sommes
assez loin de ce centre nous recevons les rayons devant leur croisement;
de même si le verre est tout proche de
l'objet, quoique nous en soyons fort
retirez, nous le voyons droit même au-

travers d'un verre sphérique, car les rayons étant tres forts & tres paralleles sur le verre, ils enfoncent tout droit quelque peu, suivant des lignes peu convergentes.

En septiême lieu l'objet nous est representé selon la forme ou la figure du corps par où la lumiere passe & dont elle est réfléchie. Ainsi une piece d'argent mise au fond d'un sceau paroit branler au mouvement de l'eau flotante. Il est vray que le vent ne nous empêche pas de voir continuellement les objets au même endroit de l'air, parce que les changemens qu'il apporte à ce milieu ne nous sont pas sensibles, que la lumiere ne fait d'impression sur les corps qu'au moment qu'elle y influe, & que les rayons du soleil étant bien plus promts que le vent ils auront donné plusieurs coups sur une partie de ce liquide avant qu'elle ait été toute transportée : Il en est comme d'un double qui retient une carte sur le bout du doit, si l'on vient à faire glisser cette carte sous ce double on sent toûjours la même pesanteur de ce metal qui reste sur le doit. Je veux bien que le vent change réellement l'espece de l'ob-

jet: Mais cela n'eft prefque pas perceptible. Les rayons de la lumiere , qui
en brifent d'autres , la changent bien plus
confiderablement , car faites un trou à
une vitre par où les rayons du foleil paffent, il fera plus difficile de voir au travers de ces rayons. C'eft à peu prés
comme les fons dont les efforts fe rompent & fe détruifent quand ils viennent
à fe rencontrer , parce qu'il y a toûjours
quelque tranfport de corps groffiers.

Or toutes ces experiĕces fe feroient-el-
les fi les corps tranfparens donnoient paffage à la lumiere par leurs pores:Car comme on les doit fuppofer droits en tout
fens le changement de la figure d'un verre ne changeroit rien dans la direction
des rayons qui pénetrent.

La perfpicuité de l'eau ou du criftal
confifte donc en ce que leurs parties font
independemment les unes des autres fufceptibles de l'impreffion de chaque partie qui leur eft oppofée dans l'objet.

Et l'action de la lumiere fe fera par des
ondulations & s'étendra peu à peu, puifque les corps par lefquels elle fe tranf-
met ne font point fi durs & fi approchez qu'une de leurs parties étant ébran-

lée, il n'y ait rien entre deux à écarter
avant que le même mouvement se pro-
duise dans une autre, ou bien la moindre clarté demanderoit une force infinie
qui donnât à des parties quelque déliées
ou légéres qu'elles fussent assez de mouvement pour pousser en un instant devant soy des masses tres solides qu'elles
rencontrent necessairement. On peut ajoû-
ter qu'elle est moins vive de loin que
de prés : Or dans un mouvement instan-
tanée rien ne diminuë. Enfin les mêmes
coups qui par succession viennent ébranler l'organe de l'ouye, ont apporté un
peu plus vîte la lumiere dans l'œil :
Mais si l'on veut qu'à son premier effort elle s'étende d'un lieu à un autre,
on ne peut pas dire que tous les espaces
en soient éclairez tout d'un coup : Car
il est d'experience qu'un pistolet déchar-
gé sur Montmartre la flame s'apperçoit
plûtôt au bas de la montagne qu'au haut
de l'Observatoire. Ainsi la vigueur des rayons augmentera avec le tems; & quoique
se dardant avec beaucoup d'impetuosité
& de roideur, ils ne fassent point de ligne s
courbes, ils doivent reïterer leurs coup
& s'efforcer par reprises contre les par

ties qu'ils illuminent.

Si la lumiere ne traverse pas toutes sortes de corps pesans & solides, comme fait le son ; quoique la cause de l'un ne differe de celle de l'autre que du plus au moins : C'est que le mouvement qui doit être ici fort roide, pousse tout à la fois & transporte les milieux, qui resistent tous comme s'ils étoient fort durs, parce que leurs parties n'ont pas le temps de flechir ou de s'écarter d'un côté ni d'un autre : au lieu que dans le son, le déplacement se fait par parties & que les corps solides & d'un ferme ressort qui le produisent, étant venus dans une grande rapidité choquer un corps fort lourd & sec, y restent appliquez plusieurs instans, pendant lesquels les parties des corps qui attaquent déchargent chacune en son rang leur mouvement sur celle qui va la premiere, & qui le communique à mesure: Ce qui produit dans le point de rencontre jusqu'à ce que les corps aient été rechassez ou mis en arrêt, des percussions qui recoignent les parties de la masse tant que la derniere soit ébranlée; ainsi un grand nombre de petits coups fait avec quelq durée qu'une impreſſion paſſe au travers d'une épaiſſeur qui n'auroit pû être mûë en même tems quand le coup auroit été beaucoup plus fort & durable dans la même impetuoſité qui paſſe d'abord ou qui refléchit. De plus la lumiere ſe diſperſe à droit & à gauche dans la plûpart des corps difficiles à mouvoir comme le plomb & le bois parce qu'étant ployans & mous il ne s'y peut pas faire de mouvemens fermes, prompts, & droits.

L'on peut ſentir dans un même point les efforts differens des rayons qui paſſent de tous côtez, parce que les milieux éclairez étant affermis & comme durcis par les élancemens promts de la lumiere qui donne en divers ſens, & un rayon ne cedant point à l'autre, l'on doit diſcerner à l'endroit de leur rencontre les impulſions ou les preſſemens de chaque objet.

Peut-être auſſi que les rayons ſe diviſant en de fort petites lignes gliſſent à côté les uns des autres.

Les couleurs viennent des modifications & des compoſitions des mouvemens de la lumiere, & de ſes degrez:

& on les pourroit définir, des sentimens un peu agreables ou un peu péni-
bles occasionnez par les émotions deli-
cates que produisent au moyen de la
lumiere les configurations invisibles de
la surface d'un objet, & sa fermeté ou
sa foiblesse à repousser les rayons sur
des organes d'une sensibilité exquise.

Il est égal que les objets envoyent
la lumiere d'eux mêmes out par reflexion : Car les rayons rapportent tou-
jours à nos yeux l'espece de corps opaque, comme s'il étoit vers le dernier lieu
d'où ils viennent, puisque nous ne sentons
que la derniere détermination d'un corps.

De la composition de l'œil.

L'œil est un globe découvert par-
devant à l'endroit de la cornée qui est
un portion transparente d'une sphére
dont le centre seroit environ le tiers
de l'axe de tout l'organe. La prunelle
qui se présente ensuite est un rideau
circulaire plissé comme un éventail, attaché par sa circonference aux extremitez de la surface interne de la cornée, ayant dans son mileu un trou rond
qui peut s'agrandir & se rétrecir, elle

est étenduë au milieu de l'humeur a-
queuse qui occupe tout l'espace depuis
la cornée jusqu'à une humeur gelée & tenace, de figure lenticulaire, diaphane comme un cristal, & enchâssée dans
l'humeur vitrée laquelle est fort claire,
d'une consistance entre l'aqueuse & la
cristaline, & d'un volume qui passe celui de toutes les deux ensemble. La vitrée & le cristalin sont chacun renfer-
mez dans une membrane propre, celle
du cristalin est plus fine & plus mince,
elles sont étroitement colées l'une à l'autre à l'endroit où elles se touchent. Le
cristalin est retenu dans sa situation par
de petits ligaméns charneux qui en environnent les bords, & lesquels
vont de devant en derriere un peu cou-
chez sur la vitrée à laquelle ils se co-
lent. Les membranes communes des
humeurs, lesquelles vont finir environ
le milieu de l'humeur aqueuse, commencent à se rétrécir à l'endroit du cristalin qu'elles embrassent, en poussant
comme des coins qui s'engagent dans
l'espace que les ligámens ciliaires laissent
entre eux; le cristalin est ainsi engrenné
dans les ciselures de l'anneau par lequel

ces membranes tiennent les ligamens fermes.

La retine est une toile delicate & molle dont toute la vitrée est recouverte, & qui l'enduit par dehors d'une viscosité tres délayée. La coroïde s'applique encore par dessus ; c'est une membrane foible, souple, rare, polie du côté de la rétine, sur laquelle elle répand une morve noire ou de couleur de suye : elle s'étend jusques aux bors du trou de la prunelle. La sclerotique est un cuir fort & épais qui enveloppe tout cela, & qui se prolonge jusqu'à la circonférence de la cornée qui n'est pas moins forte. La peau qui fait le blanc de l'œil & qui attache tout le globe autour de l'orbite, se joint au même lieu.

Le gros nerf optique tient à la sclerotide par derriere, & des filets fort mous qui font le milieu de ce nerf, l'ayant percée se jettent sur la rétine & la composent en partie.

Tout le corps de l'œil est environné de six muscles, dont il y a quatre qui couvrent differens côtez, & tous les six s'étendant sur le globe de l'œil terminent leur tendon à l'extrémité de la

sclérotique. Ils prennent du fond de
l'orbite, à l'exception du petit oblique qui a sa racine dans l'os du nez,
lequel sert à former cette cavité : Le
grand oblique, aprés avoir passé sur le
globe, entre par une poulie attachée
au même os, dans une gaine où il est
lié & depuis le côté du nez, il remonte
sur l'œil, & se perd où finit la sclerotide, partie superieure Le petit oblique
vient de dessous le globe s'inserer au
même endroit : Ils soulévent l'œil tous
deux, & donnent au muscle beuveur
toute la facilité de l'attirer contre le
nez.

Tous les muscles sont disposez de
telle sorte que l'influence des liqueurs
dont ils se nourissent, les mettant sans
cesse en côtraction, compriment le globe
de l'œil de toutes parts, & le retiennent fortement dans sa figure naturelle,
les deux muscles obliques servant à l'approcher doucement contre le nez, tan-
dis qu'il est garotté des quatre côtez par
les muscles droits qui s'efforçant chacun à son tour plus que de coûtume,
tirent l'œil en haut ou en bas, à droit
ou à gauche selon qu'ils sont situez, &

l'emportant fuceffivement les uns fur
les autres, il fe fait un mouvement compofé qui le tourne comme en rond.

Sa figure peut néanmoins changer par
quelque défaut de fubftance, ou par le
preffement d'un corps exterieur : Mais
ces cas font extraordinaires & contre
nature, parce que noftre œil doit ètre
en tout tems preft à recevoir les efpéces
de toutes fortes d'objets vifibles & que
ces formes exterieures qu'il recevroit,
felon la diftance & l'éloignement dés
chofes qu'on regarde, feroit qu'à la fin
aprés avoir bien vû un tel objet & en
telle circonftance nous deviendrions incapables d'en appercevoir d'autres.

***

EXPLICATION,

Du fiftéme d'Optique.

LA lumiere rejailliffant de chaque
point objectif par les lignes les plus
directes, imprimera fur un plan oppofé
les rayons qui viennent de la partie fu-
perieure, au deffus des autres, & avec
de la force à proportion qu'ils partiront

de

de poins plus ou moins extérieurs : Ainsi la superficie de la cornée étant bien tenduë, & disposée à recevoir des rayons perpendiculaires de tous les objets d'alentour, prendra de l'action de la lumiere un mouvement assez distinct, qui passant de l'humeur aqueuse dans le cristalin, se ramassera encore par la propriété de la figure de ce verre, d'où il sera dirigé avec plus de force dans la vitrée. Toute la substance de cette humeur plus transparente que le verre le plus transparent sera pénétrée, pêtrie par tous ces traits lumineux, & leurs efforts en divers sens la rendront toute éclatante.

Chaque partie sensible de l'objet envoye à la verité des rayons sur plusieurs poins de la cornée : Mais elle ne s'imprime vivement que par l'extremité du plus perpendiculaire ou du plus court, tous les autres étant trop foibles & ne faisant que glisser sur la surface convéxe de cette corne. La partie moyenne d'un objet vaste qui se presente devant nous, pourra de ses rayons couvrir toute la cornée : Mais ceux qui s'imprimeront sur le milieu de cette membrane, l'y frappant plus rudement que les

autres rayons de la même partie ne le
font ailleurs, la fenfibilité de cette premiere impreffion diffipera celle des autres qui ne tracent rien de nouveau :
Les parties laterales de l'objet donnant
aucontraire plus à plomb fur les côtez
de la cornée qu'au milieu, & produi-
fant un mouvement d'une efpece nouvelle, feront fenties à côté de la partie moyenne, & parce que d'un même
point il n'y a qu'un rayon perpendiculaire fur la cornée, & qu'ils agiffent
tous dans le même ordre qu'ils tiennent
fur l'objet, ils le traceront en petit fur
cette partie anterieure de l'œil où ils
commencent peut-eftre à exciter quelque
fentiment de la chofe. Les rayons s'approchant les uns des autres dans l'humeur aqueufe, parce qu'ils fuivent à
peu prés la direction des perpendiculaires à fa premiere furface, vont
faire une impreffion femblable fur le
criftalin, lequel étant convexe par derriere, réünira les rayons beaucoup plus
aprés foi qu'il ne l'a fait à fa partie anterieure qui eft prefque plate. Les rayons renforcez par un tel milieu, s'ap-
pliqueront avec une tres-grande vigueur

sur la superficie concave de la derniere
humeur plus rare, y peignant l'objet
dans une mignature parfaite.

J'ay dit que la transparence des corps
consistoit en ce que leurs parties anté-
rieures communiquoient aux posterieures
la même radiation de lumiere : C'est
pourquoi l'espece de l'objet se multiplie-
ra d'un bout à l'autre de l'humeur vitrée:
Mais parce que le mouvement s'affoblit
toûjours en avançant, nous ne le devrons
sentir qu'à la premiere superficie , & au
lieu des vestiges qui s'en font de suite
n'appercevoir qu'une étenduë sans figure particuliere , & sans distinction de
couleurs , la longueur de laquelle
est assez déterminée par la force dont
l'objet agit sur l'organe ; car une impression violente contre un plan exterieur
de la vitrée en foulant d'autres plus interieurs, épaissit l'humeur, en dirige les
parties vers un même lieu , empêchant
qu'elles ayent de l'agitation les unes à
l'égard des autres, & ce mouvement uniforme nous occupant beaucoup on voit
tout comme ramassé & moins distingué
en de lieux séparez. Si l'effort est leger
les ondulatiôs qui se produisét de suite le

long de la même ligne se feront mieux
reconnoître, & les particules subtiles
ayant la facilité de passer & de repasser
par cette humeur l'étableront en mille endroits differens, chacun desquels
étant senti toûjours sous quelque grandeur, il se développe devant nous une
long espace : Toute étendüe se limitant
donc par les sensations, la même ligne
physique sera longue ou courte suivant
qu'on la parcourera avec application.
Et si nous regardons plusieurs parties
inégalement avancées, elles seront dans
noftre œil inégalemēt profondes : Car
puisque l'on suppose qu'un objet est de
même resistance par tout, & qu'il reçoit la lumiere d'une même source comme d'une chandelle ou du soleil, les
rayons repoussez de dessus les poins plus
proches de nous, seront plus forts dans
l'œil que ceux qui y viendront des poins
éloignez; & les lignes qui nous marquent
la distance de ceux-là & qui sont plus
pressées à leur extrémité, ont des émotions interieures si soudaines qu'elles sont
pour nous confondües avec les autres qui
se sont faites au premier instant de l'impression. Ainsi quoique tous les poins

d'une superficie inégale soient sentis avec
distincton immédiatement au delà du cristalin sur la partie anterieure de la vitrée
laquelle paroît unie aux yeux d'un ana-
tomiste, la même surface sera inégale
& tour à fait semblable à l'objective
pour ceux qui en verront toutes les bornes au bout des lignes dont nous découvrons la quantité à proportion des
attaches qui nous rendent attentifs à
leurs poins.

Ce raisonnement est trop abstrait, je
montre que ces traces peuvent être plus
réellement disposez dans nous comme
dans la chose même, & que si nous regardons une chambre ou un arbre, nous
ayons dans nos yeux la même chambre
& le même arbre en relief & en bosse
selon toutes leurs proportions.

La surface d'un corps séparé de nous
par un milieu également éclairé tend
à s'imprimer sur tout ce qui termine ses
rayons ou les traits de lumiere qui partent de chacun de ses poins. Les efforts
se faisant contre la cornée polie & com-
pressible, y graveront l'objet allez
nettement: Et comme la même impression devient plus forte en passant de

l'humeur aqueuse par le cristalin dans la vitrée, à cause que les rayons vont toûjours en s'unissant vers le fond qui leur résiste, les figures seront parfaitement bien marquées dans cette derniere humeur si modifiable à la lumiere : de même qu'un cachet qui pousse fortement à l'extremité d'un paquet de baguettes menuës qui s'ajustent par un bout à toutes ses élevations & ses enfoncemens, & qui peuvent glisser les unes contre les autres, s'exprime sur une cire où s'appuyera leur autre bout.

Les impréssions de la lumiere ne s'arrêtent pas dans un corps transparent, & tous les poins du rayon sont marquez du lieu d'où il sort ; ainsi d'un seul objet il se trace plusieurs images les unes sur les autres, & comme couches sur couches depuis le commencement jusqu'à la fin : Mais la proportion s'y garde toûjours, c'est à dire que les rayons des parties les plus proches se fourrent avant les autres, & que les coups perpendiculaires se font en des temps & des lieux distincts ; & s'il en arrive au même endroit de differentes parties, le plus fort l'emporte. Deplus

les rayons qui viennent d'un point,
obliquement fur le criftalin & les plus
perpendiculaires, étant raffemblez vers
le centre de ce verre fe preffent mutuellement & s'entre foûtiennent: Les pin-
ceaux de chaque point fe ramaffent ainfi
dans la vitrée, & lors qu'ils fe font fort
approchez les uns des autres ils forment
une image qui a de la fermeté & de la
confiftance, fe tenant comme fufpenduë
au milieu de l'humeur principale: Mais
l'endroit de l'organe, que plufieurs rayons de divers poins preffent chacun
de fon côté, eft le plus vif; c'eft là que
tout l'objet eft renfermé dans le plus
petit efpace & le plus diftinctement,
c'eft donc là où l'objet eft principalement apperçu. Or les rayons venant de
loin font plus affemblez, d'où il arrive que
le criftalin les joint plûtoft dans la vitrée.

Afin que les parties éloignées ou proches
d'un même objet foient également fenfibles les rayons de celles-ci doivent fepro-
duire jufqu'au fond, mais ceux des autres fe rallentiffent trop en traverfant
la vitrée: Ils feroient tous ou tres forts
ou tres foibles fur la partie antérieure
ou fur le derriere de cette humeur.

L'intervále d'entre le point senfible de chaque point exterieur & l'extremité de l'organe n'eft pas feulement ému par les rayons qui s'y écartent & s'y croifent aprés s'eftre reünis, ou par des tracés de l'objet plus fuperficielles fur les dernieres parties de l'organe, comme on voit que frappant fur une main de papier toute la marque du coup ne paroît que fur les premieres fuülles: Mais encore par mille rayons qu'envoyent dans nos yeux plûfieurs parties d'air qui ne fe font point affez diftinguer, parce qu'elles font trop petites ou dans une trop grande agitation: leurs images font foibles à la verité, mais l'action des corps colorez, qui donneront deffus par les points les plus tranfparens du milieu, ne fera peut-être pas affez forte pour les chaffer entierement; comme elles font faites avant les autres, elles tiendront toûjours leur rang, & quand elles feront reduites au dernier lieu, les autres efpeces qui viendront de plus loin & qui s'y poufferont aprés avoir pénétré & modifié ces parties mêmes qui ont auparavant envoyé des rayons de leur façon en feront au moins broüillées.

Il n'eſt pas auſſi tout à ſait hors d'apparence que tous les poins objectifs nous portant des coups inégalement ſecs & roides, leurs impreſſions entrent dans l'œil avec des degrez inégaux de viteſſe & de fermeté, ce qui fait que les contre-coups n'y ſont pas dans la même profondeur. Je m'explique, un rayon avançant peu à peu, les premieres ondulations qui paſſent dans la vitrée ouvrent le chemin à d'autres qui les ſuivent, ces ſecondes ſoûtenues par de troiſiémes pouſſent les premieres devant ſoy : Mais parce que la vitrée a de la fermeté & du reſſort, les premieres ondulations trouvent aprés un certain eſpace une oppoſition qu'elles ne peuvent vaincre, elles s'y ſuſpendent & s'y durciſſent, & réflechiſſant vers le lieu d'où elles viennent elles en rencontrent d'autres qui s'oppoſent à leur retour, elles les repouſſeta & les empéchent d'avancer, celles-ci rejalliſſent contre de nouvelles & lorſque l'effort des dernieres eſt ſoûtenu par la réaction & le reſſort augmenté des ondulations qui reviennent du fond ſur la même ligne, dans le point où les radiations directes & les reflé-

chies ont égale force, il fe fait un choc
& une repercuffion mutuelle qui rendent l'image de l'objet plus nette &
plus conftante, l'impreffion qui doit
être moderée ne fait que paffer ailleurs
elle n'eft ni fi vive, ni fi diftincte. On
fent donc principalement en cet endroit
qui varie, puifqu'il eft d'autant plus
proche de l'extremité interieure de l'œil
que l'objet eft moins éloigné ; car fon
rayon alors plus ferme fe continûra plus
long-tems fans fe réfléchir, & s'oppofant d'avantage aux ondulations qui re-
tournent du fond le contrecoup fe fera
plus avant: Les ondulations continuent
en diminuant de viteffe dés ce point
& en s'affoibliffant toûjours jufqu'à la
fin de l'humeur environ la retine & la
coroïde, où elles fe perdent entierement; de même que la flame d'un canon
ayant formé une ondulation violente
d'air à une diftance déterminée y excite un tres grand bruit, l'air fe trouvant trop ramaffé, trop entâffé, ne peut
fendre l'obftacle dans fon même volume
où dans fon même mouvement & aprés
avoir fait fon principal effort, l'ondulation s'affaiffe pour pénétrer au delà, &

ſon impreſſion ſe diſſipe inſenſiblement.
Ainſi la plus foible lumiere ne pouvant
vaincre la moindre reſiſtance de l'humeur, demeure à la premiere ſurface.
Ce qui ſe voit encore en une liqueur
verſée par filets dans un verre plein
d'eau, car les bulles qui ſe forment
avancent vers le fond à proportion
qu'elles tombent avec plus de force &
de plus haut.

Si l'on vouloit qu'à la premiere impulſion la lumiere ſe communiquât juſqu'à l'extremité de la vitrée, on pourra concevoir cette humeur comme compoſée de pluſieurs petits bâtons, qui
aboutiſſent d'un côté à la ſurface po-
ſterieure du criſtalin, & de l'autre au
fond de l'œil. La lumiere eſt tres ferme
au ſortir du criſtalin qui eſt fort compacte, ſon mouvement étant donc auſſi-
toſt parvenu à la fin de la vitrée y
trouve des parties qui le ſoûtiennent &
le renvoyent preſque avec ſa premiere
roideur: Mais parce qu'un corps ne ſe
change point dans un tranſport rapide,
les extremitez de chaque rayon dans la
vitrée ne ſeront point ſenſibles & il
n'y aura que les agitations & les ébranle-

mens plus foibles de quelques poins d'entre-deux qui pourront nous exciter; lesquels endroits seront plus ou moins avancez à proportion que l'impetuosité se sera continuée egale dans les premiers poins , & seulement parce que les derniers sont plus comprimez qu'à l'ordinaire, nous verrons une espace sim-ple qui sera la distance de l'objet. Il se fait presque dans les rayons ce que l'on éprouve d'un bâton qu'on presse contre un mur , si l'impression que vous lui donnez est forte , il ployera plus prés du bout qui touche au mur, aucontrai-re si elle est foible ; les deux extremi-tez demeurant roides.

Je suppose ici que dans la vitrée un rayon refléchit & s'arrête en la ligne par laquelle il est entré: Car allant & revenant dans le même milieu , il doit garder sa direction, puisque les parties d'où il retourne sont perpendiculaires à son chemin direct , & qu'il s'engage dans le fond de l'humeur , ainsi qu'un corps dur dans une matiere molle & tenace.

Toute ces explications tendent à faire voir que les differentes impressions des
rayons

rayons dans l'humeur vitrée, font comme des corps d'inégale pefanteur dans
un liquide, les plus fortes vont jufques au
bas, les plus foibles trouvent affez de
réfiftance dés l'entrée, les unes enfoncent,
les autres furnagent, & toutes fe balancent
diverfement pour fe mettre en équilibre. Et ce n'eft que le plus ou moins
d'action des divers poins de l'objet fur
certains endroits fenfibles, qui nous en
fait démêler les parties : Car dans la
vérité, il s'imprime tout entier en tout
l'organe : Non feulement il fe multiplie
en fe pouffant felon toute la profondeur
de la vitrée : Mais même il fe peint en
racourci fur chaque point de tout ce que
les rayons y occupent de largeur : Puifque fur le côté droit du point du milieu de cét efpace fes parties droites envoyent une l'umiere diftincte de celle de
fes parties gauches, que les moyennes
s'appliquent au côté droit avant les
parties gauches & aprés les parties droites, & qu'enfin trois poins extérieurs
donnant contre le plus petit atome de
l'humeur vitrée, les rayons du point moyen reduifent leur impteffion au centre
de cette partie, dans lequel eft le prin-

K

cipal effort & où ils font comme chaſ-
ſez par les rayons des poins latéraux dont
chacun n'agit guéres que ſur ſon côté.

RAISON

Des expériences.

On doit juger de ces principes par
l'explication que je vas tâcher de donner de tous les Phénoménes qui ſe pré-
ſentent à ma mémoire.

Lorſque nous voulons bien voir quelque choſe de prés ou de loin , noſtre
œil ſe bande & ſe durcit : Car dans cette diſpoſition il eſt plus ſuſceptible des
impreſſions nettes & vives des objets ,
de même qu'une corde roidie reçoit mieux
les vibrations.

Regardant un objet grand, éloigné,
ou confus l'on ouvre la prunelle fort
large, afin d'attraper davantage de rayons, le grand nombre deſquels augmente la vigueur & l'étenduë de la ſenſation. Au contraire quand l'objet éſt
éclairé, fort proche ou fort petit, elle ſe reſſerre pour empêcher que trop

de rayons ne broüillent & ne bleſſent l'organe.

La grande ombre qui ſe fait dans l'organe, lorſque la prunelle ſe rétrecit, fait mieux diſtinguer un objet médiocre & fort éclairé faiſant pour lors moins entrer de rayons obliques : Comme au contraire la dilatation de la prunelle fait que toutes les parties envoyent beaucoup de rayons, quoique foibles, ce qui peut bien tracer un objet confus, & éloigné.

La raréfaction que la lumiere cauſe dans toute la liqueur qui abreuve le rideau de la prunelle peut faire goufler cette partie, & rétrecir le trou : Mais cette liqueur n'étant plus raréfiée, les muſcles du rideau, qui ſont comme des rayons d'un cercle autour de ſon centre, tirent à eux & vers la circonférence où ils ſont attachez, toutes les fibres circulaires, pour élargir l'ouverture.

Ou bien les fibres de ce rideau tenant d'un côté à la ſclérotique & à la coroïde ſe dreſſent & s'allongent, lorſque la lumiere vient à roidir & faire contracter ces membranes.

Lorſqu'on ferme un œil la prunelle

de l'autre fe dilate, parce qu'il vient une plus grande abondance de fang ou de parties fubtiles aux mufcles qui font le reſſerrement du rideau.

Ou bien cela fe fait par les fibres qui communiquent de l'un à l'autre des deux yeux, & qui leur font prendre les mêmes modifications, de telle maniere qu'un aveugle ou un borgne ne remuent jamais les paupieres l'une fans l'autre. Or felon cette communication l'œil ouvert doit avoir la prunelle plus dilatée qu'auparavant : Car la prunelle de l'œil fermé eſt plus ouverte.

Un objet qui paroit confus pour être trop proche ou trop éloigné eſt vû diſtinctement & moins grand à travers un petit trou, ou lorſqu'on réttecit la prunelle; Ainſi dans un œil artificiel l'efpéce d'un arbre eſt toute broüillée quand la rétine eſt placée devant ou aprés le point de réunion : Mais fi en cet état vous diminuez l'ouverture qui fert là comme le trou de la prunelle, vous le voyez diſtinctement & plus petit. La caufe de ceci eſt que les rayons qui viennent de l'objet par une moindre ouverture, il n'y en a point tant qui fe confondét & se coupent les uns les autres.

On pourroit encore dire que les humeurs de l'œil reçoivent avec plus d'ordre un petit nombre de rayons, étant moins troublées, quand il y a peu de parties en agitation.

Cette expérience semble opposée à l'optique vulgaire qui suppose que les rayons de chaque point ne sont sensibles qu'à la réünion qui s'en fait aprés leur décussation, & qui ne change point de place soit que la prunelle diminuë où agrandisse; & qu'un trait oblique de lumiere empéche absolument la sensation du rayon qui viendra d'un autre point de l'objet se terminer au même point de l'organe.

Mais selon les raisonnemens précédens, je puis repondre que l'on ne sent point les rayons obliques où de plus perpendi-culaires & de plus forts s'impriment, à moins que ceux-là ne soient en grande quantité & fort unis. Et quoique dans la vitrée les rayons des objets se mêlent, il n'y a point de confusion, parce que si un arbre, par exemple, envoye de ses branches des rayons qui vont au mé-me lieu où d'autres tracent le tronc, &

aucontraire : les rayons qui viennent du
tronc ou des branches étant plus forts
détruiront l'impreſſion des autres ſur la
même partie , ou la rendront preſque
inſenſible; & l'image dans toute ſon étendue ayant quelque choſe de confus, &
de commun à toutes les parties, concevra
toûjours aſſez de diſtinction pour marquer le milieu autre part que les extrémitez. Ainſi rien ne ſe broüillera par
rapport à la ſenſation.

L'objet ſera repreſenté à l'Ame plus
petit, parce que la lumiere vient encore
des mêmeséndroits, & qu'elle obſerve le
même ordre qu'auparavant, c'eſt à dire
que les rayons du milieu de l'objet,
s'impriment plus perpendiculairement ſur
le milieu de ce qui ſe découvre de l'organe,
& ceux qui viennent des côtez s'impriment
davantage à côté des autres.

Pour expliquer cette diverſe apparence d'un même objet, il faut ſuppoſer
que les rayons qui reſtent, tracent des
parties que les rayons interceptez repré-
ſentoient dans une autre étendue : ceux-
ci jettoient tout proche un éclat qui
ôtoit la diſtinction à ceux-là, leſquels
ſont encore obſcurcis d'un autre côté

par d'autres plus forts qu'eux : Car chaque rayon se trouve entre plusieurs de
diverse sorte, à la grandeur de l'impression desquels il contribue toûjours quelque chose de la part qu'il y est contigu.

C'est ce qui paroît dans l'arc-enciel,
dont toutes les rayes ayant chacune une
couleur propre, lorsqu'on les regarde
ensemble réprésentent autant d'arc-en-
ciels de diverses couleurs, en les obser-
vant séparément autravers de quelque fen-
te:Car les bords qui se touchent prennent
une moyenne espéce à cause de la vivacité des milieux, & là où se rencontrent plus de mêmes parties qu'ailleurs,
l'Ame en attache la sensation en ce seul
endroit.

Si vous diminuez toûjours le trou de
la prunelle, vous confondrez enfin l'objet ou vous n'en verrez plus qu'une partie, puisque les rayons seront en trop
petit nombre pour s'imprimer vivement
& qu'il n'en passe guéres que de la partie qui est perpendiculaire au trou.

Dans cette diminution d'ouverture,
l'on conçoit bien que l'objet semble appetisser, puisque son image est
moins large. Quand on écrit les yeux au

grand jour & le soleil dans le visage
on fait les lettres plus grosses que dans
l'obscurité, parce que la prunelle étant
fort retrecie les caractères nous semblent
plus petits qu'à l'ordinaire.

Faisant attention à un objet médiocre & foible ou éloigné soit avec les
deux yeux ouvers soit avec un seul,
quand la prunelle est retrecie ou que les
paupiéres qui ont le même usage s'abais-
sent on le voit multiplier, & l'on éprouve sensiblement que tout objet est composé d'une infinité d'autres petits qui
s'arrangent en la forme d'un seul.

Selon les principes posez, sçavoir que
nous sentons dans la vitrée à l'endroit
même où des rayons de toutes les parties de l'objet sont meslez, il est aisé
d'expliquer ce phénoméne. L'objet est
tracé tout entier dans tous les poins de
toute l'étenduë de son image, & cela
arrive dans la sensation la plus parfaite,
ce qui peut donc empêcher que nous
ne voyions plusieurs petits objets au
lieu d'un grand, c'est la force avec laquelle les rayons de l'endroit le plus
perpendiculaire de l'objet, agissent sur
le milieu de l'organe, en comparaison

de leur action sur ses côtez, & la force avec laquelle au contraire la partie latérale de l'objet agit sur les côtez de l'organe en comparaison de celle avec laquelle elle agit sur le milieu; lesquelles actions différentes se faisant en des lieux fort voisins, se troublent quand elles sont grandes.

Mais si nous n'en sommes pas tant frappez, nous les sentirons presque aussi bien en un lieu qu'en un autre. & nous verrons ainsi plusieurs choses pour une.

C'est sur ces fondemens qu'on pourroit rendre raison d'un accident extraordinaire arrivé depuis quelques mois à un maistre des Comptes de Dijon âgé environ de cinquante ans. Il descendoit d'une chambre haute & sçachant qu'il n'avoit plusque deux ou trois marches à faire, il s'en présenta sept ou huit devant lui, cela le fit arrêter, & plus il regardoit fixement, plus les marches se multiplioient : Il en fut exrrémement surpris & craignant de tomber évanoüi il appella du monde à son secours ; on l'emporta dans son lit où les Mede-cins le traiterent pendant plusieurs jours

durant lesquels tous les objets lui pa:
roissoient multiples, de sorte qu'il en
voyoit quelquefois vingt pour un, à
proportion qu'il regardoit avec application. Mais le hazard lui fit faire un
seconde expérience qui rend la premiére
plus admirable, il s'avisa de voir avec
un œil seul, & tout lui paroissoit comme il étoit au déhors, il éprouvoit cela
indifféremment avec l'œil droit ou l'œil
gauche. La personne est enfin guérie
aprés quelques lavemens, & quelques sai-
gnées, & il voit comme autrefois.

L'objet est toûjours peint en différens endroits de l'organe, mais les
images tracées plus obliquement ne font
que comme des ombres auprés de celle
que les rayons perpendiculaires impriment; & le peu d'attention qu'on apporte
à toute l'action d'un objet, fait qu'on
ne donne à sa sensation qu'une forme
à laquelle les rayons conspirent fort
universellement : Si je montre donc que
les impressions qui gravent trop légé-
rement l'objet en plusieurs lieux d'un
seul œil s'unissent & deviennent plus fortes quand nous ouvrons les deux yeux,
j'auray trouvé une raison pourquoi ce

maiſtre des Comptes voyoit multiplier
toutes choſes avec ſes deux yeux ouvers
& non pas quand il n'en avoit qu'un.

Lorſque tous les hommes regardent un
objet ils en ont dans chaque œil une
image particuliere ; & cependant ils n'en voyent qu'un compoſé,
parce que les deux images ſe pénétrent,
comme je l'explique tout à l'heure, &
ſont ſenties dans le même lieu, de ſorte que l'Ame frappée par les deux yeux
de deux impreſſions ſemblables qu'elle
ne peut ſéparer puiſqu'elle voit tous
les autres lieux occupez conçoit plus vivement une ſeule idée de ces deux ſenſations. Ainſi la perſonne dont je parle
qui avoit en chaque organe en particulier preſque aſſez de ſenſibilité pour
voir multiple, uniſſant enſemble les impreſſions faites ſur l'un & ſur l'autre,
devoit s'imaginer des reproductions de
tous les objets.

L'on me dira que l'image principale
de l'objet dans un œil ſe joignant à la
pareille qui ſe trouvera dans l'autre, fera un mouvement qui diſſipera celui
des autres impreſſions unies ; comme elle faiſoit étant ſeule, au milieu de ces

impreſſions ſéparées: Mais je répons que
les deux images totales ſe raſſemblent
plus éxactement vers les bords qui ſont
du côté du nez contre lequel les yeux
ſe tournent, & ſont plus fortifiées par cette union; ainſi les images médiocres de
tout l'objet tracé plus foiblement ſur ces
endroits que vers le milieu, uniſſant la
force qu'ils ont dans les deux yeux,
auront pû ſe rendre ſenſibles à cette
perſonne qui apparemment multiplioit
davantage ce qu'il voyoit tout devant
ſoy: ajoûtez qu'une impreſſion ayant
acquis un certain degré de force, une
autre beaucoup plus forte ne la détruit
pas toûjours dans le même organe, quoique toutes les deux ne ſoient qu'à proportion augmentées de l'état où l'une
étoit ſenſible & l'autre inſenſible: Car
ce n'eſt pas toûjours la vivacité d'une
trace qui en fait évanoüir une autre,
c'eſt que cette derniere impreſſion n'é-
toit point encore aſſez forte à émou-
voir elle ſeule tout ce qu'il faut pour
être ſentie.

　Ceux qui ont bien bû, ayant les yeux
pleins de feu & dans une grande mobilité,
multiplient tous les objets: Car les traces
qui

qui se font par les rayons les plus obliques sont assez fortes pour se faire toutes sentir sur un organe tres sensible par
tout. Ou bien les yeux se tournant fort
vîte, se presentent successivement plus
perpendiculaires à certains rayons, tellement que les premieres impressions ne
sont pas encore effacées, quand les autres arrivent.

Cette multiplication est sensible à tout
le monde, lorsqu'on reçoit tous les rayons d'un objet sur differens plans qui
les distribuent en des endroits séparez
dans l'organe immediat, car la contigui-
té des mêmes mouvemens sur un seul
corps comme la vitrée doit le plus souvent les mesler.

Regardant d'un œil un petit objet
par deux ouvertures faites dans une
carte, l'une à côté de l'autre, & qui
n'occupent ensemble que la largeur de
la prunelle, on le voit double quand
on en est environ à un pié de distance,
l'image du côté droit entrant par l'ouverture gauche & l'image du côté gauche,
par la droite. Si l'on se recule un peu,
l'on n'en voit plus qu'un ; se retirant
encore, il en reparoit deux qui entrent

chacun par le trou du même côté qu'on les voir. C'eft ce que l'on experimente en bouchant alternativement ces trous,

Je pourrois dire à ceci que de trop prés l'objet touche la cornée à droit & à gauche par des rayons obliques qui frappant deffus felon la perpendicu- laire à la tangente de chaque côté, leurs impreffions continuées fe coupent avant que d'entrer dans le criftalin, & vont s'appliquer au delà, celle du côté droit de la cornée à gauche de la vitrée, & celle de la partie gauche fur la droite de la même humeur : quand on s'éloigne, les deux trouffeaux de rayons devien- nent plus paralelles entre eux & plus perpendiculaires à l'œil ; ainfi leur réü- nion fe fait plus loin vers le criftalin, & pour lors on voit fimple quelque tems jufqu'à ce qu'ils fe foient entie- rement diftinguez : Si vous vous écar- tez affez, vous les voyez fe détacher chacun de fon côté, car les rayons qui viennent de ces ouvertures donnant fur le criftalin féparément & fans prefque de convergence, frappent la vitrée en deux poins tout differens.

J'ay vû quelquefois l'objet triple &

encore plus multiplié, parce que dans cette grande quantité de rayons qui traversent les deux trous, il s'en peut trouver qui se réünissent en un plan où d'autres font divisez, & cela tout le long de l'œil, peut-être même que des rayons seront sensibles dans leur réünion, comme aprés. Des yeux plats recevant les rayons trop paralleles, auront long tems deux images chacune de son côté vis-à-vis l'ouverture qui luy a donné entrée; & des yeux trop voutez les recevant au contraire obliquement, les conserveront davantage renversées. Enfin plusieurs personnes voyent toûjours l'objet simple, parce que leur humeur vitrée n'aura pas assez de fermeté pour soûtenir en des lieux distincts des impressions si semblables & si voisines : Toutefois l'œil artificiel ne manque jamais de les montrer separez sur sa retine, ce qui donne à penser que nous n'avons pas cette sensation au fond de nos yeux.

Je ne vois pas qu'il faille conclure de cette experience, que nous n'apperçevons bien les objets que dans la situation, où se mettant devant l'œil une carte percée, nous les voyons simples : car cette di-

stance est un peu grande pour leur clarté
ordinaire, & chacun éprouve qu'il le voit
plus distinctement quand il en est plus
proche : Et les rayons sont unis dans l'organe d'autant plus qu'ils viennent de loin:
si l'on faisoit trois trous à la carte on
verroit l'objet triple, quadruple, si l'on en
faisoit quatre, par la même raison. Si l'on
se presse un œil par le côté, on verra double des deux yeux ensemble : car un œil
contraint est d'une autre resistance, & se
presentant d'un autre biais, les rayons y
pénetrent par des reflexions ou refractions
qui conduisent l'impression des objets ailleurs que s'il étoit libre, puisque c'est du
tour que prennent les yeux, que dépend
ordinairement la réünion ou la separation
des rayons de l'un & l'autre de ces sens;
& ce sont les muscles qui leur font prendre ce tour: ce qui paroît dans l'exemple
qui suit.

Croisant ses mains l'une sur l'autre, &
tenant un bâtō long de quatre doits, si vous
passez les deux pouces sur le bâton suivant
sa longueur, vous les sentez aller du même
côté, lorsqu'ils tendent vers des côtez
opposez, & s'ils se suivent, on croit qu'ils
glissent l'un au contraire de l'autre, enfin

touchant aux deux extremitez , vous croyez n'en tenir qu'une. En tout cela l'on apperçoit l'erreur feulement dans la main la plus gênée , & celle qui fouffre moins de violence nous fait imaginer ce qu'elle manie, au lieu même où nous le découvrons par les yeux. C'eft un effet du reffort forcé des fibres charnuës, qui s'appliquent davantage du côté qu'elles fe débandent , & contre lequel elles font attirées par la difpofition des parties du corps aufquelles elles tiennent.

C'eft comme une corde bien ferrée dont les filets tranfmettent mieux à un bout vers les poins où ils fe détendent , la pref-fion qui fe fait à l'autre bout.

Ainfi l'œil fent l'objet à l'endroit où il eft plus pouffé, & où la contraction des mufcles le dirigent. Et ce qui empêche la des-union des images , ce font les deux mufcles obliques de chaque œil : Leur effort naturel eft de porter ces globes vers le nez , les obliques fuperieurs faifant revenir les deux yeux contre le grand coin des orbites de chaque côté , quand ils regardent en haut , & le petit oblique ou l'inferieur les attirant à la même partie , pour les objets où il faut baiffer la vûë :

Le mufcle beuveur qui tire l'œil contre le
nez n'auroit pas été capable d'approcher
affez les deux yeux l'un de l'autre, pour
leur faire confondre tout ce qu'ils renfer-
ment d'étendu, il eft fuffifamment employé à retenir l'œil droit , & à refifter
à fon antagonifte qui tire en dehors ;
mais les mufcles obliques aidant le beuveur , raffemblent doucement les deux
yeux , & leur font attraper l'action de
l'objet dans la même direction. Donc
toute l'image objective d'un œil entrera
& fe ramaffera entre les dimenfions de
celle de l'autre.

Un objet qui eft à droit met en contraction les mufcles des yeux du même
côté, & les fait emporter fur les autres :
L'œil droit eft pour lors tourné vers le
petit angle, & le gauche vers le grand
coin : Par là les deux yeux confpirent au
même mouvement, & dans cette conten-
fion ils tâchent encore à revenir enfemble au même point, & à fe remettre paralleles au nez.

Le concours des deux yeux par le moyen
des obliques eft fort clair dans cette experience : Lorfqu'on regle fa vûë entre deux
bâtons pofez de longueur, & feparez l'un

de l'autre enuiron d'un pouce, ayant le bout du nez perpendiculaire à l'entre-deux de ces bâtons, l'on voit qu'ils s'uniſſent en un, & qu'ils commencent à ſe confondre, par leur extremité qui touche au nez. L'on peut de cette ſorte connoître la couleur moyenne entre deux autres : car ſi l'un de ces bâtons eſt blanc & l'autre noir, vous voyez un bâton d'une couleur compoſée.

La réünion commence par les extremitez qui nous regardent : car elles ſont traeées dans chacun des organes davantage du côté du nez, & toutes les premieres.

Ce mélange ſe fait auſſi par un œil ſeul fixé entre des objets petits, à cauſe que ſes muſcles propres preſſant les parties de tous les côtez comme vers un centre, en raſſemblent les impreſſions & nous appliquent fortement au point du milieu.

Mais ſi les yeux ſe tournent vers des endroits ſeparez, ils tireront l'objet chacun de ſon côté ; c'eſt pourquoy mettant le doit entre les deux yeux, & audevant d'une chandelle, vous la verrez double ſi vous eſtes attentif à vôtre doit ſeulement, & ſi vous n'avez attention qu'à la chan-

delle vous la verrez simple & vôtr doit
double: parce que vous distinguez un objet
entre les rayons qui peignent la chandelle
dans vos deux yeux, & cela vous empêche
d'unir la double image de ce flambeau:
De même si vous fixez vôtre vûë à la lumiere, ce que vous mettrez entre vos
deux yeux vous paroîtra double, puisqu'étant tres-sensible aux rayons de la
chandelle, lesquels occupent le milieu
de toute l'étenduë que vous voyez, il ne
vous reste à appercevoir de l'objet inter-
posé que des images marquées par chaque œil, à l'écart l'une de l'autre.

Mais on éprouve aussi, que mettant
le doit audevant de deux chandelles, & ne
s'appliquant qu'à son doit, elles se re-
duisent à une: ou au contraire, si l'on en-
visage un objet entre deux autres, ceux-
cy s'identifient. C'est apparemment que
hors le lieu de l'image du doit auquel nous
nous attachons uniquement, les deux
chandelles tenant quelque espace vers le
grand coin dans l'un & l'autre organe qui
se mettent à égale hauteur & du même côté, nous font juger qu'il n'y en a qu'une,
parce qu'elles nous frappent comme d'un
seul endroit.

Si on met un verre concave fur une table, & que l'on prefente quelque chofe audeffus, on voit deux images de cette chofe, une de chaque côté ; celle qu'on reçoit du bord droit eft vûë par l'œil gauche, & celle que l'on voit à gauche entre par l'œil droit, comme on l'experimente en clignant fucceffivement les yeux.

Cela peut s'attribüer à la fitüation actuelle de ces globes, laquelle eft caufe que l'impreffion qui vient du bord droit frappe plus perpendiculairement l'œil gauche, & que celle du bord gauche frappe plus fort l'œil droit : Il fe fait ainfi en chaque œil deux images de pareille vivacité, mais comme de divers côtez, car dans l'œil droit l'impreffion eft à gauche, & dans le gauche à la partie droite, c'eft-à-dire qu'elle fe fait dans tous les deux du côté du petit angle : Or ces endroits font trop écartez l'un de l'autre, & leur diftance du fond de l'œil étant proportionnée à la caufe des impreffions, nous les rapporterons bien aux mêmes diftances, mais non pas du même côté.

Mille experiences femblables font voir que ce qui porte l'efpece en differents lieux ou aux mêmes, multiplie les idées des objets ou bien en diminuë le nombre, Et je ne croy pas que l'on contefte cette propofition , cependant il n'y faloit qu'un peu reflechir pour expliquer l'experience dont M. Mariotte a tant fait de bruit

Il attachoit à une muraille deux morceaux de papier de la largeur de la main, les éloignant l'un de l'autre d'un ou de deux pieds : lorfqu'il fixoit principalement fa vûë fur l'un des deux , l'autre difparoiffoit quoy qu'il diftinguât d'autres objetstout autour dela place de ce dernier.

On fait encore cette experience en fermant un œil & regardant de l'autre une baguette que l'on tient du côté de l'œil clos ; car pour lors vous perdrez un objet qui fera de l'autre côté à quelques pieds de vous.

Tout cecy dépend de ce que les rayons de quelque objet fe joignant dans la même partie de l'organe immediat , avec ceux de l'objet que nous confiderons fur tout autre, ne nousémeuvent pas avec affez de diftinction pour fe faire apperçevoir , au lieu que les autres objets envoyant leurs rayons fur d'autres poins du même organe, rien n'empêche l'effet de leur action en nous, car rien n'en raye l'image.

La caufe que j'ay donnée de cette éclip-
fe d'un objet, paroît en ce que fi nôtre application particuliere vient à ceffer nous
revoyons tous les objets, & qu'un objet
blanc ou fort comme la flâme d'une chandelle eft plus difficile à s'évanouïr , outre qu'il fe fait un mélange de la couleur
des objets qui fe diffipent , & de celle
d'autres. Mais M.M. conclût de là que les
rayons de l'objet que nous perdions de
vûë alloient donner contre quelque endroit infenfible de l'œil , & fuivant fon
calcul cét endroit étoit juftement la moële
du nerf optique où la rétine commence ,
c'eft-à-dire audefaut de la coroïde , qu'il
faifoit la partie effentielle de l'œil.

Selon fon principe il eft impoffible que
nous voyons jamais en même tems toutes
les chofes qui fe prefentent devant nos
yeux : car il y en aura toûjours quelqu'une
dont l'impreffion fe fera au point où la
coroïde manque. Mais par ce que je viens
de dire de plufieurs objets expofez fur une
table, quelques-uns ne nous échaperont
que lorfque nous en chercherons certains
avec beaucoup d'ardeur , car chaque endroit que nous parcourons avec une grande application de nôtre part, nous diftrait

de tous les autres ; au contraire fi avec
nonchalance nous jettons les yeux fur diverfes chofes, l'étenduë de nôtre fenfation en recompenfera bien la foibleffe.

Lorfqu'au milieu d'une plaine quelque
corps fe vient placer entre nous & un arbre, l'arbre femble reculer, & fi le corps
fe prefente pardelà, l'arbre fe rapproche, enfin s'il vient d'un côté, l'arbre fe
retire de l'autre. Parce que chaque impreffion faifant effort de toutes parts dans
le lieu qu'elle occupe, elle approche celles
qui font au devant, repouffe ce qui eft
derriere, & écarte ce qui eft à côté. Et
un corps qui renvoye la lumiere d'une force médiocre, prenant la place d'autres
objets que je fuppofe plus foibles, doit
éloigner l'image des objets qui font aprés
luy, parce qu'il excite un fentiment de
nouvelles parties d'étenduë, & que fon
mouvement diminuë dans l'organe celuy
qui figuroit d'autres corps tout proche,
lefquels s'iront faire fentir plus loin où
leur action trouve moins d'obftacle, où
elle eft moins traverfée.

Du bout d'une longue allée dont les
côtez font paralleles, regardant l'autre
extremité, vous la verrez finir en pointe
de pi-

de piramide , le pavé se haussant , lorsque le plancher s'abaisse, & que les parties
laterales s'approchent l'une de l'autre.
Comme nous ne sentons qu'à l'extrémité des rayons les plus perpendiculaires,
chacun de ces rayons partant de tous les
poins d'un mur construit en ligne droite,
se termine plus prés du milieu de l'œil
à proportion de l'éloignement des poins ,
& plus separé du fond, parce qu'il a moins
de mouvement que ceux qui viennent des
poins plus proches : Or ces bouts de
rayons ainsi arrangez aux endroits qu'ils
sont plus sensibles representent une allée
pointuë , quand ils sont renvoyez de quatre côtez paralleles.

Quelques uns se servent de verres concaves pour lire, d'autres en prennent de
couvexes , parce que ceux-ci auront peut-
être, tout l'œil ou le seul cristalin plat ,
& les autres l'auront trop voûté : Or à
cause de cét applatissement du cristalin les
rayons entrent dans la vitrée trop paralleles , & trop divergens , & le verre convexe les rassemble & les dispose à s'aller
confondre environ la retine: Au lieu que
ceux qui ont le cristalin trop voûté les reçoivent plus obliques & plus convergens

M

qu'il ne faut. Et le verre concave les rendant plus paralleles & plus écartez pousse leur réünion plus loin

La consistance des humeurs, laquelle est plus changeante que leur figure, passeroit avec raison pour la cause la plus ordinaire de ces experiences : Car si elles sont trop compactes, les rayons se tiendront trop écartez & ne se rassembleront pas assez tost ; si elles sont trop fluides & subtiles, ils s'approcheront bien tost les uns des autres pour se confondre. Secondement, la trop grande fermeté de l'humeur vitrée peut rendre insensible une lumiere qui se disperse beaucoup, les rayons perdroient toute leur force en pénetrant cette humeur, il faut alors se servir du verre convexe pour leur donner plus de vigueur & de corps en les rassemblant. Si la vitrée est au contraire deliée & foible, elle distinguera mieux de fort prés que d'un peu loin : Car il n'est pas necessaire que les rayons y soient si réünis pour être sensibles, leur action quoy que médiocre y produiroit de la confusion, il les faut écarter & les rendre plus legers par le moyen de verres concaves, afin que la lumiere ne rarefie pas tant la

vitrée. Les jeunes gens qui ont les par_
ties de leur corps plus degagées , font
fujets au fecond défaut ; & les vieillars
les ayant moins mobiles & plus com_
pactes font incommodez du premier : cependant chaque rayon d'un objet proche
émeut les perfonnes avancées en âge , plus
que quand il eft éloigné:mais l'union &
l'affemblage ne s'en fait pas fur un endroit
affez particulier de l'œil , plufieurs qui
tendent vers differents côtez pouffent le
même point de l'organe , ce qui apporte
de la confufion. Il arrive auffi quelque
fois que la cornée eft fi épaiffe & le criftal-
lin fi opaque, que les feuls rayons d'une lumiere immediate peuvent percer ces par_
ties , & concourir à former des images
dans la vitrée. Je connois une femme âgée
de 80. ans qui ne fe plaît qu'à une grande
clarté , & qui n'apperçoit rien que ce qui
eft fort blanc & fort proche.

Aprés s'être fervi de verres taillez , on
retient quelque tems la difpofition que
l'œil avoit dans leur ufage , parce qu'il
n'y a pas de fi leger changement qui ne
refte un peu fur le corps où il eft fait. Ainfi
le verre convexe ayant un peu échauffé &
fortifié les humeurs , & le concave les

ayant rendu plus sombres & plus fixes, elles subsistent dans cét état, jusqu'à ce que leur ressort naturel & la compression ordinaire des muscles les en ostent.

Les objets dont les rayons passant par un verre convexe agrandissent les images lorsqu'il est prés de l'œil, paroissent plus petits étant renversez, puisque les rayons s'écartent aprés leur croisement, & qu'étant ainsi divergens il s'en insinuë bien moins dans l'œil; au lieu que le verre étant contre nous ou contre les objets, il ramasse davantage les traits de lumiere, & en fait entrer un plus grand trousseau dans l'organe.

Les verres qui appetissent les objets les font d'ordinaire paroître plus éloignez, au contraire de ceux qui en augmentent la grosseur, parce que le nombre des rayons étant diminué par ceux-là, le mouvement de l'impression est pluftost perdu dans l'œil.

Si vous regardez le Soleil ou la Lune autravers d'une lunette de longue-vûë, vous les verrez fort grans & fort pro-ches, parce que leurs rayons n'étant point empêchez par ceux d'un objet appliquant qui se trouve entre-deux, pénetrent dans

la vitrée avec toute leur premiere impetuofité, & s'y étendent librement de côté
& d'autre : ils y arrivent en plus grande
quantité, plus réünis, par la proprieté
des verres qu'on adapte aux telefcopes, &
par le concours des rayons qui reflechif-
fent des furfaces interieures vers la ligne
du milieu du tuyau. C'eft ainfi qu'un
cornet que l'on fe met à l'oreille forti-
fiant le fon, le rapporte plus gros & plus
proche.

La même lunette nous fait voir les
étoiles fixes plus petites, parce que les
bors de leur grandeur apparente ne font
qu'une foible pénombre, & que peu de
rayons qui viennent du milieu de ces fo-
leils, ont la force de fe faire fentir aprés
avoir traverfé les verres & réflechi diverfe fois le long du canal.

Ces aftres ne fe peuvent voir à travers
un verre convexe : mais ajoûtant un verre concave, vous les voyez dans la grandeur qu'ils paroiffent aux yeux nus : Car
les rayons étant tres-foibles, & reduits
en une pointe extremement amenuifée, à
caufe de la grande diftance de leur fource,
fe brifent en fortant du verre convexe,
& ne peuvent être affez réünis dans la

vitrée ; le verre concave les difpofe à faire
leur foyer plus loin.

Expofant une chandelle au devant des
vitres, d'où vous la recevez par une reflexion oblique, vous appercevez une
longue fuite de chandelles. L'on pourroit
dire qu'un morceau de verre eft compofé
de plufieurs plans, & qu'ainfi les rayons
reviennent à l'œil à angles diftinéts, ce
qui fe voit lorfqu'on applique deux verres plats l'un fur l'autre. De plus les
rayons étant affoiblis par la reflexion ne
peuvent fe méler en une efpece de tour-
billon qui prenne la figure de l'objet,
leurs émotions particulieres fe tenant trop
feparées. Ou plûtôt aprés que l'image de
l'objet s'eft produite dans l'œil par des lignes reflechies les plus courtes & les plus
perpendiculaires, d'autres rayons qui de
chaque point de la chandelle tombent plus
obliquement fur un autre endroit du verre viennent peindre une feconde image fur
un autre plan de la vitrée, & parce que
du même morceau de verre il reflechit
dans l'œil des rayons d'un même objet
plus inclinez & plus inclinez à l'infini, il
s'en rencontrera qui étant confiderablement plus foibles, formeront une troi-

siéme image differente des autres par son
obscurité, & par la situation qui est plus
exterieure, & à côté des deux premiers
plans. Ainsi les especes se multiplient selon les divers ordres des rayons imprimez
sur differentes parties.

Un objet opposé à un miroir paroît
autant audelà, qu'il est éloigné en deçà :
car les rayons agissent sur l'organe suivant leur derniere determination, & comme leur mouvement en partant de dessus la
superficie du verre diminüe selon que l'objet en est distant, ils n'entrent point aussi
avant à proportion.

Des yeux clairs & beaux sont quelquefois aveugles, parce que leur humeur
vitrée ou le cristalin sera gâté, ou bien les
nerfs qui vont à ces humeurs pour les retenir dans un état propre à recevoir des
images nettes seront engourdis, ou leurs
membranes viciées, ou par une infinité
d'autres causes qui n'empêchent pas la po-
lissure & la clarté de la cornée & de l'humeur aqueuse. De petits yeux tels que
ceux des insectes, ne voyent point de si loin
ni tant de choses que de grans, parce qu'il
faut une capacité raisonnable pour conte-
nir plusieurs impressions distinctes ; & que

les rayons des objets éloignez ou grans ne se peuvent aisément reduire dans un espace fort étroit, au moins ils ne s'y enfonceroient qu'aprés une décussation, d'où ils iroient s'imprimer en confusion ou trop divergens. En recompense ce que ces yeux voyent, ils le voyent fort grand, parce que leur prunelle étant toûjours tres-dilatée, le cristalin qu'ils ont rond, reçoit distinctement les rayons de divers poins, & les rassemblant aussi-tôt assez, il les pousse avec force sur la vitrée, qui est ici plus superficielle que profonde.

Portant les yeux sur un grand bassin, le bord diamétralement opposé nous semble le plus proche, cependant il est le plus éloigné. C'est qu'il nous frappe plus à plomb, & que ses rayons mieux réünis de ce qu'ils passent tous par le milieu du cristalin, s'engagent plus avant dans la vitrée.

Pour expliquer comment certaines personnes on pû voir dans une nuit obscure, il faut supposer que l'air est sans cesse en un effort semblable à la lumiere, parce qu'il presse incessamment les corps qu'il touche, & qu'il en reflechit contre ce qui luy resiste moins. Si quelqu'un a donc la vûë extrémement délicate, il sentira cette impulsion de l'air qui gravera dans ses yeux les figures & les couleurs des objets, comme la lumiere en plain midi dans les nôtres.

L'on à vû des gens qui se miroient dans l'air, peut être parce que leur sang étant échauffé, ils expiroient par tous leurs pores une matiere subtile, & qu'ainsi leurs yeux se baignoient dans un milieu plus rare que l'air même, qui devenant pour eux aussi grossier qu'est l'eau à nôtre égard repoussoit dans ces organes l'effort des rayons formez de cette matiere delicate qui se répandoit principalement autour des paupieres, car on observe que ces personnes voyent plûtôt leurs yeux qu'autre chose. Suivant cette explication nous pourrions nous mirer sur une muraille, & sur toute autre chose contre quoy l'impression des rayons ne se dissipe pas : mais la lumiere qui part de nôtre corps ne retourne point à nos yeux à cause de l'inegalité des surfaces sur lesquelles elle tombe, & s'il en revient un peu les yeux ne sont pas ordinairement assez fins pour s'en appercevoir. Outre que les rayons reflechissent dans un ordre si chan-

gé qu'ils expriment des figures & des
couleurs toutes differentes : au lieu que le
verre & les autres miroirs, qui ne rendent le mouvement que comme ils l'ont
reçû, nous laiſſent voir au travers de leur
figure un objet coloré qui ſe repreſente
plus exterieurement dans l'organe, car
leurs parties ne découvrent que de l'eſpace, comme l'air, que nous bornons par
quelque choſe de plus appliquant.

L'on ne peut ſe mirer dans le même
milieu, parce que l'action des rayons directs ſe porte toute du côté qu'ils ſont
déterminez. quand ils y trouvent égale
facilité à s'étendre.

Les yeux ſont ſujets à une maladie
dans laquelle il ſemble que des mouches
volent ſur tous les corps ; peut être à cauſe de quelques goutes épaiſſies des humeurs, ou des détachemens de la ſurface
interieure de la cornée, leſquels n'étant
retenus par aucun lien, nagent d'un côté
& d'autre au mouvement de l'œil & à
l'agitation qu'excite la lumiere. Il y en a
d'autres auſſi qui voyent toûjours la même tache ſur le milieu des objets qu'ils
regardent : il eſt à croire que c'eſt une
partie du milieu du criſtalin ou de l'hu-

meur vitrée laquelle eſt devenuë opaque: car l'œil étant toûjours perpendiculaire à ce que l'on conſidere attentivement, les rayons de la partie moyenne de l'objet paſſent par le milieu des humeurs, ainſi ils ſe perdront en tombant ſur ce point obſcur.

Objections & réponſes.

Contre toutes les explications que je viens d'apporter ſur l'Optique, l'on peut m'objecter, que je ſemble ſuppoſer que les differens degrez de l'action de la lumiere, font avancer plus ou moins dans l'humeur vitrée les images des corps viſibles, & que cette action eſt foible à meſure que la cauſe en eſt éloignée. Mais quand un objet eſt à une diſtance médiocre, il fera bien du chemin, ſans changer le ſentiment de ſon éloignement & de ſa figure. D'ailleurs un flambeau qui reſte dans le même lieu ne paroît point s'approcher quand on luy augmente ſa lumiere. Et les mêmes objets ne nous ſemblent point ſur le ſoir plus éloigez qu'en plein jour. Je répons à la premiere experience, que l'impreſſion de cét objet peut être déja si foible qu'elle ne laisse qu'un fort petit espace à parcourir entre le cristalin & le point, où elle est sensible dans la vitrée. Les autres objets que celuy-ci passe en s'éloignant, ne l'empêcheront gueres de se pousser dans l'organe, car leur lumiere est tres peu active, & la plusépart sont cachez. Je répons en second lieu, qu'on ne fera qu'accroître l'étenduë de la lumiere sans en augmenter la force, ce qui aura l'effet de plusieurs chandelles ramassées, qui ne peuvent pas plus déterminer une grande quantité d'air contre une grande partie de l'œil, qu'une seule chandelle fera une moindre quantité d'air qu'elle pousse contre une plus petite. Mais quand l'on n'augmenteroit que sa force, je dis que les objets d'entre deux en devenant aussi plus éclairez, doivent retenir leur même rang, & arrester l'image du flambeau dans sa piemiere place. Enfin quoyque la terre soit moins illuminée en certains temps, les corps paroissent toûjours dans la même sitüation les uns à l'égard des autres, & à peu prés dans le même éloignement, & l'objet le plus vif paroît quelquefois audelà du plus obscur. Car les rayons de tous les

objets

objets que l'on découvre en même tems, frappant tous à la fois impriment à l'humeur vitrée un mouvement figuré selon l'arrangement exterieur des choses , & comme cette humeur est tres-pénétrable à la lumiere, l'impression y forme figures sur figures : mais quand les rayons sont en grand nombre, c'est-à-dire quand nous appercevons beaucoup d'étenduë , leur mouvement est trop embarrassé auprés du centre où ils concourent tous , il est plus distinct & plus libre vers le commencement de la surface anterieure de la vitrée , l'image y a plus de largeur , & les divers efforts des rayons s'y soûtiennent sans se brouiller : Un objet éclatant a toûjours à la verité plus de force au fonds de la vitrée, qu'un autre bien moins lumineux , lequel sera plus proche de l'œil; Mais il est encore plus actif ailleurs , où des rayons d'autres poins ne viennent pas à la traverse : Et l'objet sombre se fait aussi sentir dans l'endroit où il est moins troublé. C'est-là que l'un & l'autre donnent leurs coups les plus nets & les plus fermes. Neanmoins un objet peut agir avec tant d'impetuosité que brisant les traits de tous les autres , il viendra se montrer tout proche.: La vitrée attaquée par le rayon perpendiculaire de chaque point, est comme un corps stable presſé en divers endroitspar differens efforts, & elle prend une modification generale de tous ces mouvemens particuliers. Les rayons d'un objet le plus apparent alterent toûjours quelque peu l'éclat de ceux des autres en leur aidant même à s'avancer lorſqu'ils les rencontrent au devant d'eux.

Quelque figure que vous donniez à un corps tout tranſparent, vous ne la pouvez appercevoir, car il n'y a de viſible que la ſurface des corps opaques dont les rayons ſe font ſentir à la place du tranſparent.; Ainſi la vûë ne diſtingue point les parties de l'air, & l'on découvre ſeulement au bout d'un grand eſpace, une voûte bleuë, produite par l'impreſſion des rayons de lumiere, qui de tous côtez reflechiſſent en fort petit nombre de l'air dans l'œil. Je répons, que ſuppoſé l'ame uniquement attachée au corps diaphane, on ne ſentira la lumiere qu'entre les bornes d'un tel corps. Quelques-uns diront que la lumiere ne s'arreſte point ſur un milieu tranſparent comme ſont toutes les humeurs de l'œil & la cornée.: Mais puiſ-

qu'on ne fçauroit nier que toutes fortes
de corps ne foient capables de toutes fortes de mouvemens, ne fe peut-il pas faire
qu'un corps foit tellement difpofé, qu'il
reçoive fur des parties folides ou con-
fiftantes, les efforts des objets environ-
nans, à mefure qu'il les communique à
d'autres parties; & que les dernieres re-
ftant auffi capables de tranfmettre l'impreffion, retiennent les émotions & la
forme des mêmes objets : Or c'eft le propre des corps tranfparens de s'impreigner
en toutes manieres, de la lumiere des
autres corps, dont l'action quoique paf-
fagere étant fans ceffe renouvellée, les
milieux fe trouvent toûjours dans le même mouvement, auquel ils font une refiftance continuelle : Mais quand la lumiere fe glifferoit par les pores des humeurs, leurs parties folides en feront
neanmoins ébranlées, puifqu'elles font
changer de direction aux rayons qui les
pénetrent, & qu'un verre s'échauffe par
la lumiere même qui paffe au travers.

C'eft encore une objection que les Opti-
ciens poutroient faire, que les refractions
de toutes les trois humeurs doivent pré-
coder le fentiment diftinct des objets,

afin que tous les rayons de chaque point exterieur s'uniſſent en autant de poins de l'organe. Mais outre qu'il y a bien des meſures à garder pour cette réünion, & que la nature n'eſt pas ſi juſte, c'eſt que tous les poins d'une ſuperficie inégale ne peuvent pas raſſembler leurs propres rayons en même tems ſur des endroits particuliers d'un même plan, & le criſtalin ne le peut faire que dans un ſolide. Ainſi l'objet dans une ſitüation renverſée ſera toûjours peint en boſſe, & en ce cas je pourrois dire que le ſentiment de la diſtance de chaque point de concours, au point du côté oppoſé dans l'organe, nous mene aux veritables côtez de l'objet, outre qu'il y a pluſieurs rayons qui s'étant croiſez dans l'humeur aqueuſe ſe redreſſent dans la vitrée. Mais pour expliquer comment une ſuperficie plate peut ſervir d'organe immediat à la viſion, il faudra ſoûtenir contre toute apparence, que les humeurs de l'œil ſe changent en leurs diverſes parties par rapport aux objets qui les y frappent, quoy qu'étant ſous la même enveloppe elles ne puiſſent que ſe reſſerrer ou ſe dilater conjointement. Ou bien l'on dira que nous ne voyons point en un moment des objets d'inégale diſtance, mais qu'ils agiſſent alternativement, & que l'œil ſe preſentant ſucceſſivement, & avec promptitude les parcourt l'un aprés l'autre ſans s'appercevoir d'aucun intervale de tems ; ce qui rendroit tout confus & d'une même couleur, car l'impreſſion du premier point recommenceroit plûtôt que celle du dernier fût entierement, paſſée & la ſenſation ſe troubleroit comme quand la tête tourne, ou que l'on porte un tiſon de feu en rond audevant de ſes yeux. Ils repartiront ſans doute que le grand nombre des rayons obliques de chaque point diſperſez & mélez enſemble dans la vitrée, y brouillera toutes les traces des rayons les plus perpendiculaires ; car divers mouvémens imprimez ſur la même partie l'ébranlent d'un mouvement compoſé, qui n'en exprime aucun en particulier. Pour reſoudre cette difficulté, il eſt à remarquer que les rayons les plus courts qu'envoye un point dans l'organe étant plus forts qu'aucun de ceux qui repreſentent le même objet, & ne ſe croiſant avec les plus perpendiculaires d'un autre point que bien aprés le criſtalin, la ſenſibilité de tous les deux ſe fera ſur dſ verſes parties, & les rayons obliques de l'un pourront ſeulement diminüer la vivacité des perpendiculaires de l'autre, étendant l'image du point auquel ils appartiennent, à proportion qu'ils l'emporteront ſur la force des obliques avec leſquels ils ſe confondent toûjours : L'experience qui ſe fait en laiſſant paſſer la lumiere d'un grand objet pát une petite ouverture dans un lieu obſcur où elle eſt reçûë ſur un papier blanc, prouve aſſez qu'il n'eſt pas beſoïn que tous les rayons d'un point s'uniſſent, & ſe ſeparent de tout autre rayon pour ſe diſtinguer ſenſiblement, puiſque l'image de ce grand objet eſt preſque auſſi nette ſur le papier que ſi l'on avoit mis un verre convexe au lieu du trou afin de faire cette réünion. De plus, ſi nous ne ſentions que vers l'extremité de ces cones de rayons qui ſe termineroient à une ſurface polie, nous verrions pluſieurs vuides entre tous les poins objectifs, car les pointes de ces piramides ne s'y pourroient ſi bien arranger qu'elles ne laiſſaſ-ſent des eſpaces entr'elles, où aucun rayon ne pourroit concourir : Et quand ces pointes ſeroient des poins mathematiques, chaque partie de l'objet devroit paroître

auſſi étenduë que l'objet même , ſi l'on
donnoit de la ſenſibilité à toutes ſortes de
rayons : car jugeant du lieu d'où ils viennent par la direction de leur refraction
aprés le criſtalin , nous attribuerions un
point en autant de lieux que tous enſemble , puiſqu'il en part des rayons qui per-
çant la vitrée de tous côtez , tendent à ſe
raſſembler en un bout de pinceau.

Il faut donc reconnoître que la viſion
n'eſt point confuſe , quand il n'y a de
mélange que des rayons obliques , & ce
qui produit le cahos qui paroît en mettant entre nôtre œil & des objets , une
loupe à une certaine diſtance , c'eſt que
leurs rayons les plus forts & les plus perpendiculaires ſe traverſent les uns les autres , & ſe briſent dans la vitrée.

Nous voyons toutefois dans l'œil artificiel , les objets renverſez fort diſtincts ,
& quand on y reçoit ſur une toile les
rayons avant leur decuſſation , on ne découvre rien de net , ou qui reſſemble au
dehors. Les objets ſe renverſent , parce
qu'on éloigne trop du verre convexe
la rétine de cét œil : Et l'on y voit tout
confus avant ce renverſement , parce que
les rayons qui de tous les poins d'un objet

aboutiſſent pour lors ſur chaque point de
la toile , l'ébranlent toute en divers ſens,
& la lumiere qui la frappe à plomb ,
l'imprimant dans nos yeux avec cét embarras de mouvemens nous n'y ſentons
que de la confuſion : Mais ſi tous ces efforts ſe faiſoient dans une partie organique plus tranſparente , l'étenduë que l'application de l'eſprit y produiroit en feroit
le developpement , & les particules que
des rayons preſſent vers differens côtez ,
& qui par leur fermeté reſiſtent diſtinctement à leur action ſont autant de petites peintures de l'objet , leſquelles gardant une telle proportion que les parties
droites ou gauches agiſſent bien plus fort
ſur les endroits de l'organe qui leur ré-
pondent , expriment aſſez vivement
enſemble comme une ſeule image droite.

Quand on met cette rétine un peu au
delà du concours des rayons , on y diſtingue toutes les qualitez viſibles de l'objet,
car aprés s'être unis ils tendent vers des
côtez oppoſez , & appliquent en des parties diſtinguées dont ils ont la force de
changer la couleur , les differentes modifications des poins d'où ils partent.

Mais ſur la ſuperficie plate d'un tableau, l'on voit des éloignemens & des lieux plus enfoncez les uns que les au-tres. Donc un organe profond est inuti-le. Je répons que la perspective d'un ta-bleau consiste en ce qu'il s'y trouve des endroits d'où la lumiere revenant plus foible ou plus forte, plus dispersée ou plus réünie, & dans certaine détermina-tion selon la difference immamable de leur inclinaison, de leur solidité ou de leur ressort, entre plus ou moins dans la vitrée. Si tous les poins qui sont sentis dans les rayons, formoient une surface unie, qui nous obligeroit de les attribüer à dif-ferentes distances? Ne nous est-il pas également facile de concevoir avec un éloignement plus grand ou plus petit tou-tes sortes de figures ou de couleurs en telles ou telles circonstances qui ne regar-dent point l'espace.

De même on trace des ovales pour faire paroître des cercles, parce que dans le jour où l'on doit mettre la figure, & du lieu d'où l'on la doit voir, certains rayons sons interceptez, d'autres frap-pent plus fort, ou d'un autre sens, de sorte que le bout sensible des rayons peint un rond parfait.

L'Autheur de la Recherche de la Verité ſe propoſant de faire un juſte éxamen des principaux objets de la vûë, leſquels ſuppoſent toûjours quelque diſtance, puiſque ſi nous conſiderons un corps en mouvement, nous faiſons attention à l'eſpace qu'il parcourt, & que pour connoître la grandeur d'une ſurface il faut ſçavoir l'intervale des bords, s'échauffe beaucoup à imaginer toutes les raiſons qu'on peut avoir de rapporter nos ſenſations au loin ou tout proché, l'analiſe & le dénombrement qu'il en fait, luy paroiſſent fort exaƐs. Il les a tous trouvez ces moyens de connoître les diſtances, il n'y manque que le veritable.

Le premier eſt la diſpoſition de l'organe, laquelle accompagne l'angle formé des rayons viſuels que l'on conçoit partir des yeux, & ſe rencontrer dans l'objet, à l'approche duquel cét angle s'agrandit, & le contraire arrive, lorſqu'il s'éloigne.

Le ſecond eſt le changement des muſcles qui environnent l'œil, & qui l'allongent ou le racourciſſent ſelon que l'objet eſt diſtant.

Le troisiéme est la grandeur ou la pe-
titesse de l'image : Le quatriéme, sa force
ou sa foiblesse : Le cinquiéme, sa distinction & sa netteté ou sa confusion ; car
un objet fort reculé semble plus petit, plus
foible, & plus confus.

Il fait observer luy-même des défauts
considerables dans tous ces moyens. L'augmentation & la diminution de l'angle, &
par consequent la diverse situation des
deux yeux, aussibien que l'agrandissement
& le retrecissement, la clarté & l'obscur-
cissement de l'image sont insensibles à une
distance un peu grande. Ajoûtez qu'il faut
connoître l'objet en soy pour juger de son
éloignement ou de sa proximité par le
changement de sa grandeur, & si les deux
axes optiques devoient concourir au même endroit de l'objet, il seroit impossible de rendre raison pourquoy l'on ne se
trompe pas ordinairement sur les distances
quand on ne voit qu'avec un œil.

L'on ne sent pas non plus de difference
dans les efforts des muscles, ny dans la
disposition du globe, soit qu'on voye un
objet à cinq cens pas, ou à dix mille lieuës.
Et la force & la distinction des images dépend de la delicatesse de l'organe & de la
transparence du milieu.

Le sixiéme moyen, qu'il estime davantage consiste en ce que l'œil ne rapporte point à l'ame un seul objet separé des autres : mais qu'il luy fait voir aussi tous ceux qui se trouvent entre nous & l'objet principal que nous considerons. Ainsi la vûë confuse des terres & des maisons qui sont entre nous & un clocher, & desquelles nous sçavons à peu prés la grandeur, nous le fait croire bien plus éloigné que s'il n'y avoit rien entre deux qui pût aider nôtre imagination à se representer une grande distance.

C'est avec ce moyen qu'il se joüe de ce phenoméne dont la raison a parü à des Philosophes plus difficile à trouver que les plus grandes équations d'algebre ; sçavoir, que la Lune paroît plus grande lors qu'elle se leve que lors qu'elle est fort haute sur l'horizon : car, dit-il, lors qu'elle se leve elle nous semble éloignée de plusieurs lieuës, & même audelà de l'horizon sensible, ou dés terres qui terminent nôtre vûë, au lieu que nous ne la jugeons qu'environ à une demy lieuë de nous, lors qu'elle est montée sur nôtre horizon. C'est donc parce que nous la jugeons fort éloignée que nous la voyons fort grande.

La cause

La cause de ces changemens apparens de la grandeur de cét astre, n'est point, comme on l'a cru, une refraction que souffrent ses rayons en passant par l'air épaissi par les vapeurs qui sortent de la terre, & qui sont en plus grande abondance lorsqu'il se leve que lorsqu'il est fort haut : Car cette refraction n'empêche pas que l'image qui se trace au fond de nos yeux lorsque nous voyons la Lune qui se leve, ne soit plus petite que celle qui s'y forme lorsqu'il y a long tems qu'elle est levée. Les Astronomes, continuë-t'il, qui mesurent les diamétres des planetes, remarquent que celuy de la Lune s'agrandit à proportion qu'elle s'éloigne de l'horizon, & par consequent à proportion qu'elle nous paroît plus petite· En effet quand la Lune se leve elle est plus éloignée de nous du demy diamétre de la terre, que lors qu'elle est perpendiculairement sur nôtre teste. Ainsi, chose surprenante, quand l'image d'un objet se reduit en un plus petit espace, c'est alors qu'il nous paroît plus grand, & quand elle s'étend davantage, c'est alors qu'il est plus resserré pour nous.

S'il estoit du sentiment de ceux qui veu-

lent que l'on ne fasse que conclure par raisonnement la distance d'une chose : cette
opinion auroit plus de vraisemblance :
Mais il prétend que la vûë des objets qui
sont entre nous & un clocher est la même chose que le jugement de l'éloignement du clocher ; & que ce n'est qu'une
sensation composée, qui devroit ce semble être proportionnée à l'impression actuelle de l'objet sur les organes.

On ne doit pas se laisser étourdir de ce
qu'il appelle le Matématiciens à témoin
sur le fait de la Lune ; car pour mesurer
les planetes ne se servent-ils pas de tuyaux
& de verres, qui font faire à la lumiere
d'autres projections dans l'œil qu'elle
n'y feroit sans cela , & lesquels dé-
truisent des rayons qui seroient assez forts
pour augmenter la sensation & amplifier
les images s'ils frappoient un organe à
nu ; & quoyque la Lune soit plus éloignée de nous lors qu'elle paroît plus grande, le milieu par lequel les rayons pas-
e it ne les peut-il pas écarter beaucoup
plus , & en faire entrer un plus grand
nombre , que ne fait le milieu qu'ils traversent quand elle est plus proche , &
qu'elle paroît plus petite. En regardant

un objet au milieu d'une plaine , & sans
rien mettre qui empêche l'action de l'air
autour de nos yeux , nous le voyons bien
plus grand , parce que quantité de rayons
que l'objet envoye contre des parties solides de l'air , sont repoussez dans ces organes , où entrant à côté des rayons qui
viennent de l'objet droit à nous , dila-
tent les extrémitez de la veritable image ,
car il nous est difficile de ne pas attribüer
à ce qui est representé , l'étenduë des pé-
nombres qu'ils font tout autour de la
peinture ; & l'interception qu'une muraille fait de ces rayons est cause que regardant la Lune audelà , nous la remarquons
plus distincte , plus petite , & diminuée
davantage par le bas. Mais une experience incontestable contre cét Autheur, c'est
que le Soleil ou la Lune touchant à nôtre
horizon , & étant apperçus audelà d'une
grande campagne , à travers un fort petit
anneau, ou si nous mettōs la main audevāt
de nôtre front comme pour intercepter la
lumiere qui vient seulement de leur partie
superieure , ils nous paroissent aussi-tôt
plus petits , & de même que si nous les re-
gardions derriere un mur , cependant tous
les objets interposez sont à découvert.

Ce n'eſt donc point par la comparaiſon de la grandeur & de la force des traces jointes à l'idée d'une diſtance conſiderable, avec la même figure d'une pareille dimenſion à peu prés, & d'une égale clarté; mais dans une bien moindre diſtance, que nous voyons la Lune plus grande en un tems qu'en un autre.

Au reſte, il avouë que ce dernier moyen n'eſt pas plus exempt d'erreur que les autres : Car premierement, on ne s'en peut ſervir pour des objets en l'air. Secondement, on ne l'employe ſur terre que pour des choſes éloignées de peu de lieuës. Troiſiémement il faudroit être aſſûré qu'il ne ſe cache aucun des objets d'entre deux.

Mais je ne voy pas qu'on donne aucune ſolution à la difficulté des diſtances, en diſant que les corps que nous voyons entre nous & l'objet, nous marquent qu'il eſt éloigné ; Car il reſte à ſçavoir d'où nous connoiſſons l'éloignement même de ces choſes, puiſque ſi elles n'étoient ſuppoſées à quelque diſtance, voyant l'objet au bout, nous le ſentirions encore auprés de nous.

Il eſt viſible en tout cela que ce Philofophe a pris l'effet pour la caufe, car un objet éloigné produit une efpece plus foible, moins lumineufe, & plus petite que s'il etoit proche, parce que la lumiere traverfant un long efpace, ne manque pas d'y rencontrer plufieurs corpufcules qui en interrompent le mouvement, & le diminüent de telle forte que la fenfi-bilité de toute l'image eft reduite à la partie de l'organe fur laquelle agiffent les rayons perpendiculaires du milieu de l'objet.

Mais on pourroit dire avec fondement que les fens ne nous ont jamais fait con-noître la diftance des objets par aucun de ces moyens. Toutes ces difpofitions d'organes ne marquent rien autre chofe par elles mêmes qu'une douleur ou un plaifir, de la force ou de la foibleffe dans l'impreffion, ou une certaine direction de la partie ou de l'objet : car on voit des objets petits & grans, foibles & forts, obfcurs & diftincts à toutes diftances, & prés de foy. Les plus vaftes fuper-ficies que nous voyons fi éloignées, font compofées de plus petites, aufquelles feu-les nous pouvons faire attention, fans ceffer de les voir auffi reculées ; ainfi nous

discernons une fort petite étoile au haut
d'une grande voûte bleuë. Plusieurs personnes voyent foiblement & confusément
toutes choses de prés ou de loin, d'autres sont tres-sensibles à tout : car une
image n'est pas plus foible ou moins distincte, precisément parce qu'elle est à
une grande distance de l'extrémité interieure de l'organe, mais parce qu'elle ne
presse pas vivement cét endroit qu'elle
occupe, lequel est quelquefois plus loin
de cette extrémité, à cause que les parties qui sôt entre elle & les premieres traces de l'objet, sont tellement pressées que
quelque force qu'ait la lumiere elle n'y
pourra pas avancer ou en détourner nôtre attention ; ce même intervale peut
être au contraire si foible, que la plus le-
gere action du plus petit objet y entrera
fort avant, & en dissipera la sensibilité de
toutes les parties : Enfin la portion de
l'humeur vitrée où l'objet devroit être
mieux tracé, sera gâtée & tout à fait insensible, ce qui fera sentir l'objet d'une
autre grandeur, & plus loin ou plus prés
du fond de l'organe que s'il n'y avoit point
cette indisposition.

Nous ne pouvons voir que ce qui est

marqué dans nos fens, qui étant indiffe-
rens à reprefenter les objets prefens ou
abfens, doivent recevoir l'impreffion dans
le plus interieur de leur fubftance pour
nous les rendre fort prefens.

L'on n'a pas auffi grande raifon de croire que le fentiment des diftances font des
fuites des jugemens que nous établiffons,
par exemple, fur ce qu'aprés avoir reçû
une impreffion d'une telle force à l'occafion d'un certain corps, nous avons re-
connu que cét objet étoit hors de nous,
foit en le touchant, foit en nous tranfpor-
tant vers luy: Ainfi lorfqu'il nous frappe
de la même maniere, nous le jugeons dans
la même place; car il ne nous femble point
qu'un objet s'approche a proportion qu'un
microfcope nous le groffit, & des arbres
ou des maifons qu'on nous prefente en mignature nous paroiffent dans la diftance où
ils font réellement. Un enfant qui n'a aucune experience fur quoi il puiffe comparer l'action prefente d'un objet fur fes
yeux; ou bien un homme aveugle dés fa
naiffance à qui les yeux ne viendroient
que de s'ouvrir, verroient donc toutes
chofes fur eux mêmes, cependant on
experimente que celuy-là fe difpofe

comme s'il voyoit des objets éloignez. Mais chacun est assez convaincu qu'il voit un objet distant tout d'un coup & sans reflechir sur la qualité de l'impression.

Et certainement une distance bornée étant un objet particulier aussi réel qu'une étenduë figurée de quelque autre biais, il luy faut dans l'organe un fondement positif, c'est-à-dire une distance marquée en petit pour l'occasion ou la cause qui la fait paroître, de même qu'on est obligé d'y en admettre pour nous donner le sentiment des autres figures colorées.

Dernieres preuves.

Il sera plus aisé d'entrer dans toutes les conjectures precedentes, quand on aura pris la peine de faire les remarques & les experiences qui suivent.

1. L'humeur vitrée peut passer pour une chair claire & molette : car il s'insere dans sa substance plusieurs rameaux d'artéres, de vénes & de nerfs, qu'on y conduit quand on a un peu d'adresse, de la sclerotique, de la coroïde, & de la rétine. lesquelles membranes luy jettent des fibres de toutes parts & en tous sens. Elle seroit bien com-

parée à ces peaux transparentes & fines
de quelques personnes, où à la chair de
certains fruits. Sa transparence, qui rend
presque imperceptible l'arrangement &
la composition de ses vaisseaux, vient de
ce qu'elle est nourrie d'une liqueur extrémement limpide & deliée. Le sang qui
nourrit les autres parties est trop noir &
trop grossier, il se broye & s'attenuë dans
le tissu serré de la scelerotique, il déchar-
ge sa teinture dans la coroïde, où laissant
ce qu'il a de plus confus & de plus obscur,
il se purifie encore en passant par le tamis de la rétine, qui retient ce qui reste
de parties troubles & gluantes : il faut
enfin qu'il pénetre la membrane propre
de la vitrée, laquelle est un peu moins
claire & moins degagée que le corps de
cette humeur. L'on confirme que la vitrée
n'est qu'un pelotton de filets, de ce que
faisant évaporer ce qu'elle a de plus liquide, il demeure comme une filasse &
des pellicules. Secondement, parce que
quand on la coupe les morceaux ne se
réünissent jamais ; ce qui n'arrive point
dans des liqueurs ou dans des simples humeurs gelées, telles qu'on regarde ordinairement la vitrée, lesquelles se repren-

nent au moins quand on les fait fondre,
puis qu'étant compofées de parties tout à
fait femblables , & non pas de canaux
de differente ftructure, elles trouvent auffitôt moyen de fe raffembler & de fe re-
joindre quand on les rapproche apres les
avoir divifées. Troifiémement les vers s'y
mettent & elle fe pourrit quand elle a efté
long-temps gardée.

2. Comme il n'y a point de criftal de
roche auffi clair & auffi pur que la vitrée, elle s'accommode tres proprement
à toutes les determinations de la lumiere,
& dépouïllée qu'elle eft par fa nature de
toutes les qualitez fenfibles qui diftin-
guent les autres corps , elle fe revivifie
& fait fonction d'organe quand des figures & des couleurs s'y depeignent , &
fondent dans fa propre fubftance leur capacité & leur étenduë. Un corps opaque
ou coloré repouffe les rayons , en change
la modification , & ne les continuë que
tres difficilement audelà de fa premiere
furface : un corps noir les étouffe, ou en
eft détruit.

3. A qu'elle partie de l'œil pourra-t'on
donner plus juftement qu'à la vitrée l'u-
fage d'organe immédiat : C'eft une chofe

pitoyable que tout le monde n'attribuë cét usage qu'à la rétine ou à la coroïde, qui sôt des parties dont la contexture se défait à la moindre compréssion , & qui ne semblent destinées qu'à porter quelques vaisseaux aux humeurs de l'œil ; vous en voyez de fort gros sur ces membranes où battant continuellement ils y troubleroient sans doute la vision. Elles separent une ba-ve qui fait un poli du côté de la vitrée, lequel y renverroit l'impréssion plûtôt que de la continuer à leurs fibres d'ailleurs trop impliquées & trop massives pour des mouvemens délicats. La lumiere ayant donc son principal effet sur cette matiere mucigilaineuse qui ne la peut transmet-tre à la rétine , c'est comme si elle agissoit sur une partie détachée du corps. Or cét inconvenient ne se remarque point dans la vitrée , elle reçoit les especes si distincte-ment & avec tant de fermeté, qu'elle en imprime les petites fibres solides & roides qui l'attachent à la sclerotique , & par lesquelles elle entretient quelque commer-ce avec les muscles de l'œil. De plus la ré-tine & la coroïde sont diversement tissuës dans differens animaux, quoy qu'une mê-me lumiere les éclaire tous également.

Elles ont des couleurs qui troubleroient
celles des objets, le fond de la coroïde
est vert dans les bœufs, peut être parce
que l'herbe qu'ils paissent y aura laissé ses
délineations & ses mouvemês à force de les
avoir imprimez: cette toile est vif-argentée
dans les poissons, parce qu'ils regardent
souvent des graviers de cette couleur:
mais elle est noire en nous, parce que la
grande diversité des objets qu'on voit tous
les jours, ne donne pas à des configurations particulieres le tems de s'y graver.
Si l'on vouloit que les objets fussent tra-
cez dans l'œil en plate peinture, la membrane propre de la vitrée ou celle du cristalin, & même la cornée y serviroit mieux,
car on voit sur sa surface anterieure les
objets en petit, & comme elle est voûtée
elle offre un point perpendiculaire à chaque rayon principal des objets d'alentour:
mais la rétine & la coroïde étant inégales, & plus enfoncées en certains endroits
qu'en d'autres, les rayons seront trop é-
cartez ici & trop serrez là : ajoûtez que la
ptemiere venant jusqu'à la circonference
du cristalin, & la seconde s'étendant jusqu'au rideau de la prunelle, leur plus
grande partie seroit inutile à la vision, puisqu'elles

qu'elles ne recevroient tout au plus que des rayons refléchis.

4 Dans les systémes vulgaires on doit supposer que le globe de l'œil change facilement de conformation, ou le cristalin defiguré, afin que selon le plus ou moins d'éloignement des objets il se fasse sur la rétine une exacte réünion des rayons : mais cette supposition est contraire à l'Anatomie, qui fait voir que tout l'œil est tellement embrassé de chairs fourrées de graisse, qu'il est perpetuellement retenu comme en forme dans l'orbite ; que dans les contentions ordinaires tous les muscles agissant ensemble avec des forces presque égales, le globe incline un peu du côté du nez, parce que les deux obliques aidant le *beuveur* à s'en approcher, il se trouve trois forces réünies contre le *dedaigneux*, qui s'oppose tout seul à ce mouvement ; & parce que chacun tient à toute la surface du globe par le moyen des membranes ou peaux tres-fortes, quand un ou deux se resserrent seuls, ils l'attirent tout entier à eux sans le rendre ovale ou en faire soulever une partie plûtôt que l'autre. Si ce changement avoit esté necessaire, les muscles auroient embrassé tout le

corps de l'œil, & ils auroient agi à la façon des sphincters : on ne peut pas dire
aussi qu'il n'y a que le cristalin dont la figure varie, car les filets qui l'attachent
aux autres parties sont tres foibles & ces
parties plus mobiles que le cristalin même : La direction de ces attaches est de
devant en derriere, ainsi elles le renfon-
ceront seulement dans la vittée ; enfin le
cristalin étant une fois assez pressé pour
faire changer de place au point de rèü-
nion des rayons, n'a pas de ressort pour se
rétablir de luy même, ny de muscles qui
puissent le remettre ; Et la vitrée à laquelle il est fortement collé s'applatissant s'il
devient plus convexe, & devenant plus
convexe s'il s'applatit, il y aura toûjours
même distance du cristalin à la rétine, &
la convexité de l'un r'accommodera ce que
l'applatissement de l'autre pourroit defaire.
Si cette réünion de tous les rayons d'un
point en un point avoit esté dans l'inten-
tion de la nature, elle auroit bâti à moins
de frais un œil plus propre à cela : elle auroit fait la rétine ou le cristalin mobiles, &
leur auroit donné des muscles pour les approcher ou les retirer l'un de lautre selon
le besoin, ou bien au lieu d'un cristalin

fi peu convexe elle en auroit mis un rond
ou parabolique, qui auroit davantage
fortifié les rayons : elle auroit difposé des
refervoirs d'eaux, lefquels s'ouvrant par
éclufes auroient mis entre le criftalin &
le fond de l'œil un milieu & une efpace
neceffaire, afin que la lumiere puiffe fe
raffembler plûtôt ou plus tard. Si dans
les impreffions ordinaires l'œil qui eft
toûjours fort plein d'humeurs tres-diffici-
les à fe condenfer, demeure dans fa ron-
deur, il eft neanmoins probable que l'a-
ction des objets extraordinairement éloignez ou proches, éclairez ou obfcurs change quelque peu fa figure; mais tout autrement qu'on ne penfe, car un grand mouvement qui viendra de dehors, oblige les
mufcles à fe contracter vers leur origine,
qui eft au fond de l'orbite, & pouffant la
partie anterieure du globe contre ce fond
la doit applatir comme une main qui la
prefferoit; & quand les objets font tres-
foibles, la contraction naturelle des mufcles qui ferrent la felérotide de tous côtez,
furmontant l'effort de l'air exterieur, porte l'œil au dehors, & la cornée qui cede plus
aifement que cette autre membrane, fe
voûtant plus que de coûtume donne à l'œil

plus de longueur : mais on veut que l'œil
change de telle maniere, que les rayons
des objets les plus reculez se réünissent
sur la rétine aussi éxactement que ceux
d'un objet proche, comme si leur confusion n'étoit pas une qualité de leur distance, laquelle nous détermine comme il
faut par rapport à eux, si l'on en desire
recevoir une lumiere bien nette, l'adresse
naturelle est de s'en approcher on auroit
autant de raison de demander à voir obs-
curement un objet proche : Et puisque regardant tout à la fois un objet fort proche & un autre fort éloigné, nous voyons
ce dernier aussi distinctement que si nous
les voyions tous deux d'égale distance, &
le premier, aussi-bien que s'ils étoient auprés de nous, c'est une marque que l'œil
est toûjours sensiblement le même.

5. L'image de tous les objets se trouve
droite en l humeur vitrée ; & deux choses
principales empêchent qu'il ne se fasse de
renversement dans l'étenduë de la sphére
de l'œil. 10. Toutes les humeurs de cét
organe sont salées, c'est ce qu'on remarque au goût, & la dureté du cristalin est
apparemment un effet de la fixation de
quelques sels ; cela est particulier à ces hu-

meurs, car dans un homme fain tout ce qu'il y a de confiftant & qui doit refter dans le corps pour en entretenir la bonne conftitution, eft doux ou imbibé de parties huileufes qui le rendent fort coulant ou fort fouple. 2°. Ces humeurs de l'œil font fi preffées, qu'auffi-tôt qu'on a coupé la plus dure envelope elles rejailliffent. Or à caufe de cette compreffion & de ce fel les humeurs font prefque incapables de fermentation, & fi froides fur tout la vitrée, que quoy qu'elles foient renfermées dans des membranes fort chaudes elles gélent les doits comme de la glace : Et elles font encore fi compactes & fi condenfées, que les refractions s'y doivent prefque faire comme dãs une boule de verre qui a fon foyer hors de foy. Il eft facile d'en faire l'experience: découvrez le deffus de la vitrée d'un œil de bœuf ou de mouton, & enfoncez y tout droit un petit morceau de verre ou de bois applatti, de quelque côté que vous le portiez, les objets dont les rayons auront paffé par le criftalin feront reprefentez fur ce verre dans une fituation droite ; lefpece même qu'ils impriment jufqu'au nerf optique n'eft point renverfée, car fi vous appli-

quez un verre plat au derriere d'un œil
que vous aurez developpé en cét endroit,
& que vous en pressiez tout le globe comme il l'est dans un animal vivant, & mêmes si sans rien mettre entre deux vous
vous approchez tout contre le fond de la
vitrée, en regardant par cette humeur au
travers du cristalin, vous voyez les objets
d'audelà dans un ordre naturel, si vous
vous éloignez un peu de cét œil, vous les
voyez renversez, & si vous en êtes assez
proche ils vous y paroissent droits & renversez en même temps : Car il y a de deux
sortes de rayons qui viennent d'un même objet, les uns tombent au fond de l'œil
de bœuf d'un tel biais qu'en continüant
leur direction dans l'air ils vont se terminer à nôtre vitrée du côté opposé à celuy par lequel ils sont passez, & d'autres
plus paralleles & plus perpendiculaires sur
le même œil, se croisant avec les premiers,
penétrent nos yeux en tenant toûjours le
côté qui est plus prés de l'objet. Puisque
nous sommes assez convaincus de l'exacti-
tude de nôtre vûë à rapporter chaque
chose en sa place, & que les plus courtes
lignes menées de tous les poins d'une surface, à nous, sont celles dans lesquelles

les images se produisent, cette experience, qui nous montre que les rayons principaux se rassemblent en ordre jusqu'au fond de l'œil, nous donne à penser que l'impression des objets par toute la vitrée est claire & distincte, & qu'il ne faudroit qu'un peu d'opacité à cette humeur pour les y voir par derriere comme dans un miroir ou sur le cristalin.

6. Ce ne seroit pas avec la même probabilité qu'on appliqueroit à tout le globe de l'œil ce que je viens de dire de la seule humeur vitrée, & qu'on voudroit que les objets les plus éloignez se fissent sentir dans l'humeur aqueuse & sur la cornée, les plus proches dans la vitrée, & ceux d'entre-deux sur la cristaline : Car la premiere est trop fluide, & elle ne semble servir avec la cornée qu'à diriger les rayons, & à les faire passer en un paquet par la prunelle sur le cristalin, qu'elle tient toûjours net & poli : La seconde quoique parsemée de quelques vaisseaux & de nerfs est trop compacte & trop dure, & les rayons n'y sont point encore assez forts, c'est aprés elle qu'ils se rassemblent étroitement, & qu'ils vont faire leur foyer auprés de la rétine ou de la coroïde pour

les échauffer pour subtiliser & atténüer
dans leurs arteres le sang destiné aux humeurs: Mais la vitrée est d'une consistance
mediocre, elle est la plus nette & la plus
sincere, das la sphére d'activité du cristalin,
la plus à l'abri des injures de l'air, quoique toute exposée à la lumiere, où differens objets peuvent le mieux se mettre à
l'écart, & où leurs traces reçoivent tout
l'éclat & tout leur lustre au milieu des té-
nebres & de cette noirceur épaisse répan-
duës tout autour.

ARTICLE VII.

Considerations generales.

QUoyque j'aye établi la difference des
sens sur ce que les uns ne nous découvrent que les choses immediates, & que
les autres nous les marquent aprés quelque distance, je ne nié pas que les organes simples ne puissent quelquefois nous
montrer des objets éloignez, parce qu'-
ayant toûjours un peu d'épaisseur, ils peuvent être si délicatement touchez, que
l'idée de ce qui les frappe s'arrestant à

leur extréme superficie, & leur substance intérieure étant toute émuë jusqu'à sa base l'on sentira un intervale entre l'objet & soy; les organes composez ou profons representent aussi les objets dans leur cavité, lorsqu'ils y agissent de fort prés, qu'ils en émeuvent toutes les parties, ou que par quelque mauvaise conformation ces organes n'ayent de sensibilité qu'en un seul plan.

Mais d'ailleurs tous les sens conviennent en une infinité de choses, ils sont placez en des endroits où selon la situation ordinaire du corps l'action de leurs objets est la plus fortifiée & la plus nette : ainsi les odeurs rallenties par la longueur du chemin vont se fourrer dans les cribles du nez avec l'impetuosité qu'ils ont acquise en passant par les ouvertures des narines qui se font rétrecies quand elles entroient : Les sons ayant augmenté leur impression dans le premier conduit de l'ouye attaquent immédiatement aprés, les osselets & les membranes, & font leurs dernieres percussions dans des canaux recourbez où ils se ramassent le plus par les reflexions : La lumiere se réünit dans le cristalin pour frapper plus vigoureusement la vitrée : Nous avons aussi des ongles plats au bout des doits, lesquels servent à affermir contre la surface des corps, la peau qui est entre-deux ; La langue a des houpes & des pointes qui pénetrent aisément la substance de ce qu'elle savoure, & ces deux derniers organes ont la proprieté d'agir sur les corps mêmes, de les retenir, de les serrer, & de les tourner de tous côtez pour les mieux connoître.

Afin de nous rendre attentifs aux différents objets, & de nous en bien faire distinguer toutes les qualitez, la nature a pris soin de borner leurs impressions à chaque organe qui leur est propre, en l'environnant de parties insensibles. Ainsi toute la peau est étenduë sur la graisse qui amortit les mouvemens qui se produiroient plus loin : La membrane du nez tapisse des feuïlles osseuses incapables de prendre du mouvement aux impulsions des odeurs : La vitrée est recouverte de membranes molles imbibées de viscositez & d'humeurs noires où la lumiere s'étouffe : enfin les principaux sens sont autour du crane, afin que les images, dont une bonne partie est reçuë sur les nerfs, se portant d'a-

bord au cerveau à cause du petit trajet
qu'il y a à passer, s'évanouïssent & se perdent en touchant ce corps spongieux, qui
contribuë aux senfations en ce qu'il empêche le mouvement de se répandre hors
des organes, & le mélange de toutes leurs
especes : cette précaution fait que l'ame
pense uniquement aux premieres & aux
plus expreffives traces des objets, lesquelles se font dans les organes immédiats,
sans en être détournée par ce qui s'impri-
meroit de plus confus au voifinage.

C'eft une condition des parties defti-
nées à nous informer de tout ce qui arrive audehors, d'être intimement émues
de l'action des objets presens, & de n'en
conserver aucun veftige au moment qu'ils
s'abfentent, afin de nous tenir toûjours
difpofez par rapport à ce qui furvient de
nouveau; auffi le propre reffort de la peau
la remet incontinent aprés la compreffion,
les fels des viandes font bien-tôt dilayez
& chariez dans l'eftomach, les fouphres
des particules odorantes s'empâtent &
font inceffamment abforbez dans le fang
des vaiffeaux qui compofent la membrane reticulaire du nez, les fons paffent dans
l'oreille, comme le vent par un tuyau tout

ouvert, & la continüation de la lumiere
dans la vitrée demande une reïteration
perpetuelle du mouvement du corps lumineux.

Tous les sens ont encore cela de commun qu'ils ne representent que de l'étenduë determinée & mobile, laquelle ils
ne rapportent jamais pure, c'est à-dire
sans exciter en même temps des passions
qui nous y attachent ; Et quelquefois nous
connoissons les choses par divers sens ;
Ainsi la figure & le mouvement d'un tel
corps se font connoître au doit & à l'œil ;
Et si l'on en croit les observations de
quelques-uns, nous pouvons distinguer au
toucher comme à la vûë toutes les diverses couleurs : On dit ordinairement
que ceux qui font ce discernement des
couleurs avec les doits, ne sentent que
du rabotement ou de la polissûre sur les
étoffes : Mais appelleroient-ils cela, couleur, sçachant qu'ils se feront mieux entendre par les mots de raboteux & de
poli ? Qui empêche qu'on ne soubçonne,
que la figure des objets faisoit de prés
sur leurs doits ce qu'elle fait de loin sur
nos yeux ? Car c'est comme si nous la tou-
chions dans ces organes, puisque la lumiere

miere n'y fait qu'appliquer les furfaces:
Les couleurs ne font que des manieres
dont les fibres de l'œil font preffées ou ir-
ritées, & les fibres d'un toucher délicat
affinées par le frottement font capables
de ces manieres. Plufieurs ont connu à
Maftrik un Organifte aveugle né qui
diftinguoit parfaitement les couleurs de
tous les corps qu'on luy donnoit à manier, & ne pouvoit faire la difference du
noir d'avec le blanc. Suppofé que la blan-
cheur confifte dans la difpofition de toutes les parties fenfibles d'une furface à
renvoyer dans l'organe plufieurs rayons
unis avec la feule détermination directe
qui donne une fort nette impreffion, &
la noirceur dans une autre difpofition à
repouffer jufqu'à l'œil une lumiere tres-
foible ou tres-rare, la premiere ayant
quelque rapport à la dureté, & la feconde à la moleffe, on pourroit dire que
nôtre aveugle qui approchoit les parties
des corps noirs ou blancs les unes des
autres, n'y fentant que de la refiftance
& de la diftinction en concevoit la même forte d'idée : Mais le refte des couleurs ont outre cét effort direct une modification qui les diftingue ; La rougeur,

Q

par exemple, excitera fur la partie un
mouvement turbulent ; & le vert qui re-
crée la vûë, nous appliquant les figures
qu'il couvre, comprime les fibres fans
les forcer, d'une maniere à laquelle tout
l'organe s'accommode facilement. Il eft
raifonnable de croire que les mêmes fenfations font attachées aux mêmes ébranlemens, & toute la difference qui fe peut
rencontrer dans les paffions de differentes parties qu'une même caufe émeut dépend de leur texture particuliere, comme de
leur folidité ou confiftance, & des agitations qui s'y mêlent des autres endroits
aufquels elles ont diverfe liaifon, lefquelles chofes déterminent à diverfes efpeces
de mouvemens. Et peut-être que ces gens
dont on nous rapporte qu'ils voyoient
par le nez, avoient une partie de la toile
qui tapiffe fes cavitez fi épaiffe & fi tranf-
parente, car elle s'enfle facilement, &
mille petits vaiffeaux la pénetrent, que
la lumiere entrant dans ces trous obfcurs
y pouvoit étendre en folide les rayons,
dans fon corps, & luy imprimer de femblables images que dans la vitrée. Je fçay
qu'on a prétendu expliquer ce fait, en di-
fant que du nez à l'œil il y avoit un canal

par lequel la lumiere pouvoit paſſer de l'un à l'autre, & que la prunelle ſe tournant du côté qu'il s'ouvre dans l'œil, elle donnoit à l'impreſſion, entrée juſqu'au fond : Mais l'obliquité ordinaire de ce conduit s'oppoſe entierement à la direction de la lumiere, & il n'eſt pas poſſible que la prunelle ſe preſente vis-à-vis du trou, outre que ſi le conduit avoit eſté aſſez grand dans ces perſonnes pour donner un paſſage droit aux rayons, on n'auroit pas manqué de nous avertir de cette circonſtance viſible, qui auroit fait ceſſer toute admiration.

Cette obſervation pourroit faire douter ſi les chiens ne voyent point par le nez, lors qu'aprés avoir fort excité cét organe, ils retrouvent leur maiſon ou leur maître, duquel ils ſont éloignez de pluſieurs lieuës dans un païs où ils n'ont jamais eſté ; car il eſt difficile de pouvoir s'imaginer comment des fumées ſe conſervent ſi long-tems aſſez pures, & ſous la forme eſſentielle aux parties des ſubſtances d'où elles ſortent : Mais les ſimples efforts directs qui conviénent à la lumiere, & qui n'ont pas beſoin de trouver des vuides dans les milieux pour ſe conti-

nüer audelà, parce que tous les corps en
font capables plus ou moins, s'étendent
bien davantage : Ainſi toute une maſſe
d'air refluant ſans ceſſe de deſſus les corps
ſolides qu'elle environne , donnera fort
au loin ſon mouvement de réflexion, qui
s'appliquant ſur les toiles qui revêtent les
lames affilées du nez des chiens , & que
la reſpiration frequente aura diſpoſées à le
recevoir, montrera à ces animaux l'objet
qui les met en haleine.

C'eſt la fonction eſſentielle de tous les
ſens de nous repreſenter les choſes comme elles ſont en elles mêmes, & l'on ne
doit rien décider touchant les objets qui
nous environnent que ſur ce qui s'en imprime dans les organes. Le célèbre Auteur que j'ay cité dans les objections dé-
fend vigoureuſement le contraire ; & veut
que nous mépriſions en matiere de ſcien-
ce toutes les connoiſſances ſenſibles , &
qui nous ſont cauſées par les impreſſions
que les corps exterieurs font ſur la chair,
il croit que l'on ſe trompe toûjours quand
on juge comme l'on ſent : Mais on peut
encore ſoûtenir la propoſition que j'a-
vance. Tout ce que nous connoiſſons par
les ſens ſe reduit à la dimenſion & aux

figures : Or pour faire voir que la veritable grandeur & fitüation que nous pou-
vous attribüer aux corps, font celles qui
caractérifent actuellement nos organes,
il faut confiderer que les chofes font grandes ou petites felon les degrez de nôtre
feule application : S'il fe forme donc
quelque impreffion qui divife, qui excite, & qui pouffe vers differens endroits
tous les poins de la partie qu'elle émeut,
nous fentirons beaucoup d'étenduë ; Et
peu, au contraire, fi l'impreffion mettoit
dans la même place moins de parties en
des agitations diftinctes. Or cette impreffion, dont la figure eft prefcripte par
les bornes de fon effort, feroit nôtre objet unique, s'il ne fe traçoit rien autre
chofe fur le corps, & nous demeurerions
affûrez de la fidelité du fens qu'elle affe-
cte, fi des mouvemens qui fe produifent
en même temps ne terminoient la même
étenduë d'une façon differente : Car ce
qui nous fait trouver de l'erreur dans nos
fenfations, c'eft que fur un feul fujet nous
en avons plufieurs qui nous portent à des
mouvemens qui fe contrarient, & à la
pl s fo te defquelles les autres fe reglent.
Une tour que l'on fent quarrée avec la

main, & que l'on voit telle quand on la regarde de prés, nous paroît ronde de loin, & alors nous accufons nôtre vûë; parce qu'auſſi-tôt il ſe retrace dans nos yeux & ſur nôtre peau une tour à quatre côtez, laquelle à l'occaſion de quelques veſtiges qui ſe renouvellent, s'offre à nous plus immediare & plus claire, & plus éxactement meſurée en faiſãt au tour d'elle un mouvement en quarré. On devroit reconnoître autant d'objets que de figures, qui n'étant que les modifications d'une même ſubſtance, n'ont pas plus de réalité les unes que les autres : Cependant nous les rectifions ſur celle que plus de ſens confirment, & qui reſiſte davantage à toutes épreuves : mais enfin l'impreſſion que nous jugeons la plus veritable eſt toûjours priſe dans les ſens ; car s'il eſt certain que l'eſprit anime un ſolide, comme toutes les diſpoſitions, & toutes les figures que l'on peut concevoir de l'étenduë ſont actuellement renfermées dans le plus petit grain de ſable, le moindre mouvement appliqué à une partie organiſée qui aura toutes les dimenſions, y excitera d'un ſeul coup toutes les formes & toutes les déterminations imaginables. Et l'on peut dire en

quelque forte que la terre & le ciel font
gravez en grand volume, dans l'œil dont
la circonference nous paroît fi étroite au
toucher qui ramaſſe toutes les parties de
fon fujet, & aux rayons qu'elle réflechit,
lefquels font moins de diverfion que celle de plus amples objets. Il en eſt de mé-
me que quand on regarde avec un excel-
lent microſcope un endroit d'un tableau,
les rayons que ce verre nous en rapporte
comme d'une infinité de poins exterieurs,
fort écartez, nous repréſentent beaucoup
plus de furface dans cette partië que nos
yeux ne nous en montrent fans artifice fur
toute la toile : il faut faire le même jugement des qualitez de chaleur, de couleur,
&c. qui font des façons d'être de l'efprit
dans la matiere différemment modifiée ;
& les paſſions ne changent tant les chofes, qu'en difpofant les organes à changer les impreſſions : quand un feul objet
nous occupe tout entiers, l'organe en eſt
fi fort imprimé, & fi fufceptible de fes
mouvemens, que l'image du foleil avec
toute fa lumiere fera effacée, lors qu'en
quelque endroit de l'œil elle fe rencontrera dans leur direction. Ce n'eſt pas là
l'unique raifon de l'experience de M. Ma-

riotte : Car si l'œil étant tourné en haut,
en bas, ou aux côtez un certain objet
disparoît au milieu de plusieurs autres qui
sont apperçus, cela peut venir de ce que
les principaux rayons de cét objet frappent
un coin de la cornée tellement qu'aprés
la refraction de l'humeur aqueuse, ils tombent sur les bords du trou de la prunelle.

Un objet que l'on craint nous paroît
plus proche, parce que dans cette passion
le mouvement se retire au dedans du corps,
& qu'il n'y a que les parties les plus enfoncées des organes qui soient assez
échauffées pour sentir les images produites
jusques-là. Ce n'est qu'en rapportant sous
la grandeur que demande la dispersion du
mouvement, les parties de l'organe les
plus vives & qui attachent l'ame d'avantage, que nous composons l'idée de la cause exterieure qui produit à la fois mille
autres figures moins distinctes : mais qui
contribüent chacune pour cette idée ce
qu'elles ont de plus actif. Et ceci fait bien
contre ceux qui comparant l'œil naturel à
l'œil artificiel, veulent que la vision se
fasse dans l'endroit où des païsages sont
si nettement representez, c'est-à-dire dans
la rétine, car supposé que nôtre esprit soit

aſſez appliqué à cette toile, pour en groſ-
ſir tous les poins, juſqu'à s'en former une
étenduë égale à celle des objets, comme il
s'y trouve quantité d'inégalitez & de fentes où la lumiere s'échape & ſe perd, &
où nous concevrions de l'eſpace en vertu de nôtre attention, cette ſenſation ſeroit extrémement imparfaite, vû que regardant la rétine de l'œil artificiel de fort
prés ou avec un verre qui groſſiſſe, l'on
n'y voit plus cette peinture qui nous ſem-
bloit ſi naïve, en la conſiderant d'un peu
loin & ſans une application paticuliere,
tout y eſt irregulier ou confus, & l'on n'y
trouve plus rien qui reſſemble au dehors,
tel que la main nous l'exprimeroit.

Je ſçay que l'Auteur de la Recherche
prouve tres-aiſément ſon opinion à ceux
qui conviennent avec luy que nous ſentons ſeulement à la motion des fibres du
cerveau, leſquelles ſont les extremitez de
ſimples cordes qui s'étendent du dedans
de la tête à toutes les parties du corps,
où elles font par leur autre extrémité la
partie eſſentielle des organes des ſens :
car il ſeroit bien difficile que les figures
de tous les objets comme nous les ſentons, fuſſent terminées à ces bouts exte-

rieurs de nefrs, & que l'impreſſion ſe continüât la même juſqu'aux parties interieures : Ainſi le plus raiſonnable parti eſt de dire que les corps ébranlent ces filets ſelon qu'ils ſont diſpoſez, & que leur agitation ſe portant au cerveau toûjours de la même maniere dans les mêmes circonſtances, l'Auteur de la Nature, ſuivant les loixqu'il a établies nous avertit ſuffiſamment de l'état des choſes preſentes : Mais que de bizarrerie dans cette inſtitution de la Nature; un certain mouvement ou une certaine trace faite ſur la partie du corps, au changement de laquelle nous avons toutes nos penſées, ſerviront ordinairement à exciter l'idée d'un autre mouvement & d'une autre figure, & ceux-ci reveillent peut-être l'idée des premiers : On ne penſera aux mouvemens les plus ſimples, que quand il s'en fera de compoſez à cette partie, il faudra qu'il ſe peigne une ligne courbe, quand nous en verrons une droite : On dira peut-être qu'on n'eſt pas obligé de ſuppoſer autant de differentes traces que d'idées, parce qu'un mouvement peut ſe repreſenter ſoy-même avec autre choſe, un quarré nous fera penſer

à une figure quarrée & à un clocher en
même tems, mais je demanderay quelle
difference il y aura dans nôtre corps,
quand nous concevrons une seule de ces
choses, & quand nous les concevrons
toutes deux à la fois : car à chaque sensation, nouvelle determination, nouvelle tendance : on me répondra que la moindre ou plus grande force dans l'impression
de cette figure simple, fera le changement
necessaire : on m'expliquera donc en quoy
consiste la diverse disposition du corps
quand au même tems je penseray ou ne
penseray pas à ce plus ou à ce moins d'a-
ction, & la même difficulté reviendra :
prétendra-t'on que nous pensons toûjours
à plusieurs choses ensemble ? Qu'on me
nomme la figure à laquelle je ne puisse
penser indépendamment de toute autre :
mais on se sent comme interieurement
convaincu que toutes nos pensées sur la
matiere sont exprimées dans nos membres, le corps se met machinalement dans
la posture & dans le mouvement des autres corps qui l'environnent. Quand on
nous porte la pointe d'une épée dans l'œil,
nous sentons une émotion dans l'organe
du même côté où elle y entre, & nous

sommes portez à défendre la partie du fond de l'œil la plus proche du lieu où l'on voit ce qui nous menace, & à y determiner le sang & la chaleur : Or pour nôtre conservation nous devrions faire tout le contraire, si l'effort des rayons qui reglent nos mouvemens étoit à gauche quand l'objet est à droit ; c'est un desordre que la nature si juste & si puissante éviteroit sans doute dans des actions reglées & ordinaires. Et à quoy bon ce bel appareil des organes, la substance la moins composée s'exposant aux differentes impressions, en auroit fait l'office, si dans l'application des mêmes objets, il n'avoit esté besoin que de peindre toûjours de semblables modifications, pour agir & pour penser par rapport à eux.

Sur ce que chacun éprouve que toutes ses idées & ses diverses passions, lesquelles s'excitent souvent ensemble, sont affectées au changement actuel de certains endroits du corps, d'habiles gens ont crû devoir supposer une ressemblance dans la constitution de ces parties, & une liaison qui fist que l'une ne pût guere s'ébraler sás l'autre. Les premiers ont donc attribüé aux membranes le principal siege du sen-

timent,

timent, parce qu'elles sont également
mobiles & fermes, & comme les premieres défenses de toutes les autres
parties dont elles font l'assemblage & la
forme exterieure: La plûpart ont donné
cette prérogative aux nerfs, lesquels
sont semblables par tout le corps, &
qui se joignent en plusieurs lieux: Les
troisiémes enfin jugeant qu'il n'est pas
possible qu'un mouvement se continuë
distinctement le même d'un lieu á un
autre par les membranes ou les nerfs
qu'on trouve quelquefois repliez & immobilement attachez à des os, ont mis
la cause prochaine des sensations dans
l'agitation des esprits animaux qui ra-
yonnent dans toutes les parties par le
moyen des nerfs dont ils remplissent les
canaux en tout tems: Et ils conçoivent que
les objets pressant le bout exterieur de ces
fibres creuses obligent cette liqueur fine à former dans la tête qui en est le
réservoir, & la demeure du sens commun, des jets qui répresentent les figures
imprimées sur la superficie du corps.
Mais il y a bien des difficultez à resou-
dre dans ces opinions: Car 1° les membranes & les nerfs ne se dispersent

point dans toutes les parties qui font
fenfibles, & s'ils y étoient parfemez,
ils deviendroient eux-mêmes infenfibles
par leur extreme petiteffe, qui les rendroit incapables de continuer le moindre mouvement, ou de le recevoir des
autres fortes de fibres plus molles qui
l'auroient pris auparavant. De plus le
propre ufage de ces parties est d'enve-
lopper & de lier étroitement les autres,
pour les conferver dâs leur fermeté & dâs
une fituation convenable : Les filets de
nerfs ont pour cela autant de dureté à
leur fortie hors du crane qu'à la plante
des pieds ; ils fervent aux artéres & à
quelques veines comme de tenons, pour
empêcher qu'elles ne fe détachent par
leur pois & leur mouvement continuel,
ils s'inferent dans la partie des mufcles,
laquelle est plus difpofée à fe compri-
mer à s'affaiffer ; & s'il s'en rencontre
fouvent beaucoup dans les endroits où
l'on a davantage de fenfibilité, c'eft
pour y foûtenir les parties contre les
mouvemens fréquens & violens qui les
pourroient rompre.

Ceux qui ne reconnoiffent pour les
inftrumens de l'Ame, que les efprits

qui coulent par les nerfs , devroient d'abord en bien prouver l'exiſtance & l'origine. Cette ſubſtance précieuſe à toûjours échappé aux yeux quelque ſoin qu'on ait pris de la recevoir dans une bouteille où l'on avoit engagé le bout d'un nerf qui tenoit encore à un animal vivant , & en quelque partie qu'on pique les nerfs ils n'en ſort rien de perceptible : Certainement , le cerveau qui eſt un expanſion des nerfs s'imbibe de quelque liqueur qui gliſſe le long de ces cordons pour les conſerver ſouples & compactes par tout le corps , outre les arteres & les venes qu'ils ont pour leur nourriture comme les autres parties: il y a dans nôtre corps des particules plus déliées & plus volatiles les unes que les autres ; Mais elles peuvent venir d'ailleurs que des nerfs , le ſang qui croupit & s'échauffe , les vapeurs arrêtées des autres humeurs groſſieres , la corruption & le frottement des parties ſolides, ainſi que la chair meurtrie d'un animal vivant peuvent produire un feu qui ne dépendra point de l'influence du cerveau où tout eſt froid : Mais de quelle utilité, ſeront ces eſprits pour tranfmettre le mouvement du déhors , s'ils font toûjours d'eux-mêmes en des agitations turbulentes, fe perdant ou fe changeant inceffamment, & ne prenant jamais d'autre figure que celle de la furface interieure du corps dur qu'ils touchent : Ils n'ont que des mouvemens incommodes & d'irritation, qui ne font point foûmis au commandement de l'Ame, leur fubtilité qui les fait gliffer fi aifément entre le tiffu ferré des nerfs, leur donne un paffage libre à travers les pores des membranes, & ils n'auroient pas affez d'action contre les fibres fpongieufes des chairs, pour les mouvoir. Comme on explique fort bien les machines fans y admettre rien d'équivalent, on pourroit trouver la raifon du mouvement de tous les mufcles dans l'équilibre naturel des parties du corps, dans la preffion exterieure de l'air où l'on fe trouve, & dans l'action des objets pefans & palpables qui nous pouffent de toutes parts, puifqu'on a de fi grandes preuves du rétreciffement & de l'endurciffement des mufcles au tems de leur effort, & qu'en fe faifant porter la main à l'épaule par une force étrangere, ou

bien si l'on se serre de tous côtez contre le haut du bras, le muscle qui sert
à fléchir le coude, comme pour exprimer par le racourcissement de ses fibres
motrices toutes les liqueurs qui l'arro-
sent, on y sent la même figure & la
même dureté, que si nous le determi-
nions de nous mêmes à ployer le bras,
c'est à-dire, où nous le trouvons, quand
on croit communément, qu'il est entré
dans son corps des esprits ou une substance fort mobile qui le gonfle & l'é-
tend pour faire cette flexion : les filets
charneux des muscles qui ont beaucoup
agi, s'effermissent quelquefois jusqu'à
l'ossifiement qui ne s'est pû faire dans le
tems qu'une liqueur les imbiboit pour
les tenir écartées, car elles auroient été
alors plus lâches : La disposition de certains muscles est telle que s'ils s'enfloient
ils s'étendroient en longueur comme en
largeur, & d'autres qui sont emboëtez
dans des os ne semblent pouvoir attirer la partie mobile, que par la diminution
de leur volume sous une figure semblable.

Mais, prétendront quelques-uns,
une matiere subtile a plus d'analogie

avec un être spirituel comme nôtre ame
qu'une autre grossiere & massive ? ce
n'est qu'un préjugé : J'en conçois bien
davantage entre la douleur ou le plaisir
de l'Ame pour une telle partie, & le
changement actuel de cette partie, entre l'idée d'une certaine figure, & l'endroit du corps où elle est immediatement tracée, où nous la rapportons ; &
si des os ou une substance molle se
conformant aux objets changent actuellement l'œconomie qui unit tous les
membres dans une correspondance mutuelle de mouvemens, ne semblent-ils
pas exiger naturellement une presence
réelle de l'Ame ? Quelle diversification
d'efforts & de postures par rapport à la
condition des choses présentes l'appli-
quera sur des membranes comme la *pie-
mere*, dans le cerveau, dans quelques
visceres, sur quelques os &c. qui amor-
tissent ou rompent les mouvemens qu'ils
reçoivent ou bien qui les communiquent tout à des parties ausquelles ils
font joints, & d'où il ne se fait point
de retour pour affermir dans eux l'impression qui puisse varier la circulatiou
des liqueurs & la détente de tous nos
ressorts.

Les parties de nôtre corps les plus séparées, sur tout celles dont le mouvement apparent suit nos volontez, ont ensemble un tel commerce au moyen de toutes les fibres d'entre-deux, que l'une ne fait point d'action ferme sans ébranler l'autre & la mettre dans ses déterminations, autant que cela est possible par la seule traction ; C'est pourquoy un homme qui sçait bien écrire de la main droite a contracté une habitude d'écrire de la gauche, & même du pié, mieux au moins qu'un autre qui n'a jamais tenu la plume. Cét accord de tensions les rend propres à des sensations semblables, & l'on voit tous les jours des hommes à qui l'on a coupé la jambe, sentir en cette partie la douleur à quoy elle étoit sujette, parce que l'image de ce membre qui se sera faite sur la partie du corps qui reste se r'excite avec le mouvement de douleur qu'elle portoit en s'imprimant, ou lequel se produit à l'occasion de quelque déchirement qui survient à l'endroit de cette trace : Mais le consentement devoit préceder une telle illusion de nôtre imagination, car le sentiment & l'idée

d'une partie qui vit encore, eſt infiniment
plus ordinaire & plus conſtant ; Ceſt
pour cela que ſi l'on fait un ligature au
bras, laquelle empêché que par la jonction des mouvemens, toutes les facultez de l'Ame ne ſoient touchées de la
paſſion de la main, cet organe ſera mis
en pieces ſans qu'on puiſſe dire que l'on en
ſouffre, & ſi le nerf optique, ou quelques autres parties qui tiennent à la
vitrée ſont corrompues, les trois humeurs ſeront fort ſaines, que nous ne
verrons goutte, parce que les autres endroits ſenſibles ne peuvent être informez
des eſpeces qui s'y tracent, que par
voye de fibres, où l'on ſuppoſe de
l'interruption ; & ſi les attaches ſont
relâchées l'on ne verra que confuſément,
quand tout le globe de l'œil ſeroit fort
preſſé. Ainſi il arrive quelquefois à un
jeune garçon qui loge en cette ville dans
la ruë *Montmatre*, qu'un de ſes yeux
luy tombe ſur la jouë, & dans ce re-
lâchement extraordinaire des muſcles &
des nerfs qui ſuſpendent l'œil, il ne
fait qu'entre-voir & ne diſtingue preſque pas : Mais quand ces liens ſe ſont
reſſerrez, que toutes leurs parties ſe ſont

reprifes, & qu'il a remis cet œil dans
fa place, il s'en fert prefque auſſi bien
que de l'autre.

L'effort des impreſſions tres-fréquan-
tes devient infenfible, auſſi le grand bruit
d'une ruë fur laquelle on loge de puis
long tems ne fait plus de peine : Car les
parties qui ont été fouvent preſſées fe
durciſſent à la fin & fe rendent prefque
immobilesaux coups, une peau calleufe ne
diftingue plus, à caufe que fes plus
intimes particules ne peuvēt s'agiter entr'elles ni s'approprier les divers mouvemens, & que tēdant à fe féparer pour avoir
été trop approchées elles n'ont plus ce
reſſort commun que leur donnoit le fang
qui les pénétroit toutes. Mais peut-être
auſſi que ces mouvemens trop ordinaires fe font fait une route fi facile par
tout le corps, que tous les organes en
font émus quand ils arrivent, & qu'ils
fe mêlent aux fenfations de toutes les
parties, qui ne peuvent par confequent
nous appliquer a elles en particulier que
par d'autres modifications qui ne fe dif-
perfent point ailleurs.

On ne s'apperçoit point qu'on eſt
privé d'une partie à l'inſtant qu'un coup

imprévû nous l'enléve, parce qu'il n'en
reste aucune trace qu'il la réprefente
pour nous y faire penfer ; & il faut
avoir le tems de réflechir & de com-
pofer fes idées pour fentir cette muti-
lation.

L'homme entant qu'affujetti à des affections capables du plus & du moins,
a davantage de perfection dans un corps
fort étendu, & difpofé en toutes fes
parties à recevoir promtement les formes
des objets qui les attaquent, puifque
fez fentimens en font plus univerfels,
mieux expreffifs, & plus diftincts. Les
efpéces de chaque chofe tenant des lieux
écartez le mouvement des unes ne va
point troubler les autres, & les fibres de
communication dont les extremitez font
continuës à deux endroits où les émotions font differentes, s'excitant dans
toute leur longueur à des fenfations le
plus fouvent confufes , parce que les
impreffions s'y étendent de part & d'autres, uniffent en un même penfant les
idées naïvement concuës dans les organes féparez.

C'eft dans la prefence de plufieus images que confifte la comparaifon des cho-

ſes , & la preference que nous don‑
nons à un objet, eſt une impreſſion do‑
minante que nous en avons, qui déter‑
mine le corps & nos divers ſentimens à ſe
transformer en elle.

La duplicité des organes , ou la di‑
viſion des parties d'un ſeul ſens , ne
nous doit pas toûjours faire juger mul‑
tiple, l'objet dont l'image eſt imprimée
ſur chacun ; & l'eſprit qui réſide en
tous ces poins diſtans les uns des autres
y peut exercer à la fois autant de dif‑
ferentes fonctions , ou avoir en même
tems une ſenſation ou une idée qui
participe un peu de toutes ; Car un
organe ébranlé tire l'autre & en eſt ti‑
ré par le moyen des chairs qui les ſe‑
parent, & s'entredonnant réciproque‑
ment quelque atteinte, le corps qui
reçoit les mouvemens de tous les deux
en exprime le mélange ſans ôter la di‑
ſtinction de deſſus les parties où l'ap‑
plication eſt immédiate. L'on peut en
quelque ſorte cõparer deux organes, com‑
me nos deux yeux, à deux hommes qui
touchent le même inſtrument pour aver‑
tir de ce qu'ils voyent, ce parallele ne
doit pas ſembler trop étrange, puiſqu'il

y a des obſervations tres ſûres de perſonnes paralitiques & ſans ſentiment
dans toute une moitié du corps, & d'autres qui ne ſuoient jamais que du même
côté. Or ſuppoſé que ces deux hommes appetçuſſent diverſes choſes ; &
qu'ils vouluſſent parler enſemble dans
leur organe commun, ils produiroient un
ſon compoſé de chaque nom de ces
choſes ; S'ils touchoient ſucceſſivement
avec plus de force l'un que l'autre, ils
exprimeroient en divers tems leurs penſées particulieres ; S'ils étoient tournez
vers le même corps, ils conviendroient
de l'unité de l'objet exterieur : Et ſi l'un
le voyoit blanc, & l'autre noir, ils mo-
difieroient l'inſtrument avec la force
dont chacun voudroit exprimer l'impreſſion d'un objet different au même
lieu & dans les mêmes bornes. En tout
cela chaque homme a ſes penſées propres.
Ainſi nos yeux qui ont à peu prés d'é-
gales liaiſons avec tout le corps, le
portent en un même lieu, lorſqu'ils ſont
frappez d'un ſeul objet, & remuant
les fibres qui s'étendent d'eux à la langue, nous diſons qu'il n'y a qu'une ſeule choſe hors de nous, conformément

au

au sentiment général de toutes les parties:
Mais on ne laisse pas d'appercevoir le
double effort de l'objet sur nôtre corps;
Car on est bien moins ému quand il
n'y a qu'un organe ouvert, & on les sent
tous deux agir lors, par exemple, que
nous les ouvrons contre les rayons du
soleil : Si les yeux ont cette disposition
que celui du côté droit voye blanc
tout ce que l'autre voit noir, la sensation d'une surface blanche rapportée au
même instant dans la même circonference
ce d'une surface noire, ne nous détermine pas tout à fait comme à un corps
d'une couleur moyenne qui se peindroit
dans chaque organe, car partageant nôtre attention comme pour distinguer à
la fois la sensation de l'un & de l'autre
on voit foiblemét une image noire avec une
autre plus blanche, parce que les rayons
qui entrent dans l'œil gauche sous la
modification du blanc, ébranlent le corps
par ce mêmecôté autrement que ne font
de l'autre les rayons qui vont à l'œil
droit. Mais comme ces impressions se
mêlent dans plusieurs autres parties où
elles se font sentir, la modification la
plus répanduë tire sur le gris ou le bleu

que nous regardons facilement comme
le seul objet, lorsque nous ne diſtin-
guons point les manieres dont chaque
œil eſt pouſſé. Si l'indiſtinction dans les
connoiſſances, eſt cauſée par la réünion
des images, les impreſſions des differens organes, comme de la venë & de
l'ouye, ne pourront pas s'aſſembler dans
la même partie ſans nous donner une
idée la même en tout: Car ſi cette partie change de lieu elle aura un mouvement compoſé, ſi elle fait ſeulement
effort, cét état de repos toûjours égal
& qui ne l'altérera point ne peut ſervir que
d'occaſion aux mêmes penſées: Mais
s'il faut que differens poins ou differens
côtez reçoivent au même inſtant différentes impreſſions pour nous faire concevoir pluſieurs objets en même tems,
& qu'une ligne droite ſe trace autre
part qu'une courbe, quand on les voit
toutes deux, nous n'avons point d'endroits où cette diſtinction ſe puiſſe mieux
faire que dans les organes & à la ſuperficie du corps. Les parties internes
ſont trop ſemblables & trop mêlées, un
même cordon de nerf envoye des branches en cent endroits ſenſibles, toutes

les parties du corps tirent d'une même
source le sang qui les repare & qui les
nourrit. Si l'émotion des parties extérieures ne se faisoit sentir qu'en se communiquant à de plus profondes, celles-
ci seroient toûjours plus sensibles que
les autres, néanmoins on éprouvé souvent une douleur cruelle au bout d'une
partie sans ressentir plus avant aucune
secousse pénible, à moins que le coup
n'ait été tres rude, ainsi l'on se fait
quelquefois plus de mal quand on se
heurte le coude, que si l'on se cassoit le bras
parce que les tendons, qui ont toûjours
beaucoup de sensibilité, étant fort compactes & fort bandez sur cette articu-
lation, toutes les parties qui tirent de
divers côtez augmentent la division avec
violence à la moindre solution de continuité qui s'y fait, & mille petits poins
sensibles souffrant en un seul endroit y
doivent causer une tres grande douleur
que le mouvement du bras ne diminuë
qu'autant que cela arrête la division &
que cela ramollit ou durcit trop les fibres dans cette même partie ; Et l'on
seroit autant soulagé en se remuant le
poignet de la même maniere. De plus,

une fibre pouvant recevoir le même ébranlement au milieu qu'à quelque extremité, ou feroit toûjours en doute de fçavoir où eſt le deſordre.

Enfin s'il s'agiſſoit d'expliquer la communication des mouvemens d'un membre à l'autre, on y trouveroit mieux ſon compte par la preſſion des rameaux d'arteres ou de venes qui oblige le ſang de refluer ailleurs, & en faiſant paſſer les ébranlemens par les fibres ſouples & mobiles les plus courtes qui s'étendent d'une partie à l'autre, ſans leur faire faire un grand tour par le cerveau où tout eſt plus chiffonné & plus mou qu'un paquet de linge trempé.

Mais juſqu'à préſent l'on a bien raiſonné d'une autre ſorte. Toute les nouveaux Auteurs on preferé certaines parties à d'autres, parce quils voyent celles-là concourir de tous les endroits ſenſibles du corps comme à un centre où toutes les eſpéces viennent s'embraſſer pour être comparées, où tous les mouvemens des divers organes ſe raſſemblent ſans confuſion; Et d'où l'Ame indiviſible dominant ſur un point ſans étenduë, envoye par des routes cachées la vigueur

& les esprits aux parties pour executer ses volontez suffisamment éclairées sur la qualité des objets par les irradiations dont ils environnent son thrône.

Enfin c'est la chimére de tous les Métaphisiciens que ce *point d'union* : Je voudrois avoir le tems d'apporter ici toutes les raisons qui me font croire qu'il n'y a rien ni de plus contraire à *l'Ordre* ni de plus combattu par toutes les experiences où l'esprit & la matiere agissent dépendamment l'un de l'autre.

THEORIE PARTICULIERE.

Du mouvement.

EN considerant qu'aucune chose ne peut se quitter & sortir d'elle-même, l'on reconnoît assez que nostre esprit n'imagine rien des substances qui different de lui, si elles ne lui sont *inspiritualisées*. C'est pourquoi de tous les âges des Philosophes l'on a distingué le grand monde du petit que chaque particulier renferme, & qui est comme le miroir ou la copie du premier. Et parce qu'un être singulier & déterminé à toutes les circonstances actuelles, ne se peut ni produire ni changer de lui-même, il a fallu supposer un Etre souverain pour ordonnateur & pour moteur des créatures qui composent le monde dont nous nous sentons partie, & qu'il est bien séant de mettre hors de nous.

Mais comme on ne conçoit que soi en soi, chacun doit chercher dans son fond la raison & la cause des apparences du monde imaginaire où il préside seul.

C'est de cet univers fondé dans la nature de l'homme, que selon cette admirable maxime de Péripatéticiens, *intellectus intelligendo fit omnia* que *la pensée fait tout* nons pourrions rapporter toute la variété à la diversité de nos propres modifications, & que pour garder de la conviction & de l'évidence dans ses raisonnemens, on n'en peut établir de principe plus simple, plus fecond, plus intime, & plus necessaire que soi.

Car en quelque état que l'on se trouve, l'on n'a que deux choses à rémarquer, la conscience, & l'expression de ce sentiment interieur. La premiere est immuable, universelle, elle nous represente

les mêmes par tout : La feconde régle &
détermine de lautre. Il n'y a rien dans
un être tout connoiffant qu'il ne fente
& qu'il n'éclaire, & comme l'action de
penfer eft diftincte de cette lumiere qui
la produit, l'efprit peut immediatement
par lui-même appercevoir cette action,
& par une feconde refléxion penfer au
fentiment de fa penfée, ne ceffant point
de diftinguer qu'il ne s'arrête dans une
vûë profonde de tous fes fentimens.

Nous diftinguons encore dans toutes
nos penfées leur forme ou la maniere qui
les fpecifie, de la prefence de cette ma-
niéere à l'efprit. Ainfi le blanc, le rouge, le froid ou le chaud, de la douleur,
de l'eau, une maifon font des termes
de penfées neceffairement apperçus dans
cette qualité à laquelle s'ajoûte celle
d'être fimplement connuë par quelque
chofe de différent qui apperçoit ; com-
l'être penfant n'eft point cette perfuafion
que j'en ay, quand je m'apperçoi que
je penfe, quoi qu'elle en foit le fujet
& la fubftance inféparable.

Enfin puifqu'on fe répand en toutes
chofes & qu'on ne s'en diftingue point
en les regardant d'une prémiere & fimple

vûë, qu'elles ne font préfentes que quand
on y fonge ; qu'on les augmente & qu'on
les diminuë à l'infini felon que l'efprit
s'y applique ou s'en détache ; & qu'on
ne découvre rien pour differencier fes
penfées finon la differente formalité des
objets, lefquels s'offrant tout clairs &
tout perceptibles ne peuvent être ré-
prefentez que par eux-mêmes, nôtre ame
femble par fes divers replis donner à fes
connoiffances toutes leurs déterminations
qu'on nomme en general *objets* de cela feulement qu'elles paroiffent : *Ima-*
ginations ou *idées*, lors que l'on fe fent
le Maiftre de leur préfence, & que
l'entendement les tourne à fa difpofition,
& lors qu'en penfant à de telles chofes
nous nous en réprefentons d'autres tout
à fait femblables moin vagues, plus exterieures, comme fubfiftant en elles mêmes, mais qui pafferoient encore pour
les idées ou les images des idées ou des
objets précédens aufquels feuls nous les
verrions conformes, mais plus fujettes à
nôtre action préfente de penfer, parce
qu'ils font côçus en eux-mêmes indepen-
dâs du fentimét que je m'en excite. Et l'on
appelle paffion ou affection les objets

qui nous déterminent intérieurement, & qui nous changent avec des plaisirs ou des douleurs qui font des mouvemens de l'ame, lesquels different en ce que dans la douleur nous penfons principalement à l'objet d'où l'on s'éloigne & qui nous emeut, au lieu que dans le plaifir nous n'avons d'attention qu'à l'objet d'où l'on s'approche & qui nous attire; Ces deux paffions générales femblant nous ôter de cette indifférence ou de cette fituation paifible où l'on fe fent, lors qu'in-gnorant où l'on s'engagera, on fe re-garde tout prêt & en un plein pouvoir, mais qui repugne d'être jamais mis en acte de faire à la fois des chofes tou-tes diverfes. Les chofes paffent pour genres & pour êtres de raifon lorfqu'on ne les fingularife pas de toutes les cir-conftances neceffaires afin qu'elles exi-ftent différemment les unes des autres : Ainfi l'effence ou la réalité d'une mai-fon eft un affemblage indivifible de pier-re, de bois, de plâtre, &c. Et tout homme fe croit dans la verité, lorfqu'il eft fermement perfuadé du fentiment de l'indentification de tous les attributs d'un objet avec cet objet même, comme quand on aſſûre que les choſes ſont ce qu'elles ſont, que deux & deux ſont deux & deux.

Conſiderant donc les choſes de la na- ture comme s'il ne pouvoit y avoir que moy, je n'étendray point au delà des bornes de mon imagination le ju- gement que j'en feray.

Diverſes qualités aſſemblées repré- ſentent leur tout comme un individu tres ſimple : Car tant ſoit peu qu'on en ôte ou qu'on y ajoûte ce n'eſt plus la même idée : Ainſi quelque indiviſible que je me conçoive, mon eſſence peut-être modifiée actuellement en des eſpeces toutes diſtinctes, dont chacune étant re- gardée préciſement comme ſeparée de toute autre exprime encore l'unité,

Parce que je penſe tout d'un coup & que toutes mes penſées ne s'excitent que par des impreſſions actuelles & conſi- ſtantes, il ſemble qu'à mon égard il n'i a point de veritable ſucceſſion & que tout eſt d'un inſtant; la priorité & la poſteriorité du tems ne ſeroient-elles pas des fictions de mon eſprit, puiſque les objets que je diſtingue en paſſez ou fu- turs exiſtent uniquement comme manieres

de concevoir qui sont aussi positives
que ceux qui me paroissent les plus pré-
sens, comme les espaces éloignés sont
aussi réels que le lieu que j'occupe C'est
peut être que me reconnoissant au milieu
d'une condition certaine & fixe de tous
les êtres, & m'imaginant la même uni-
versalité de choses d'une autre maniere
& sous quelque apparence de réalité,
mais incompatible avec le premier état,
je regarde comme actuels ces objets que
je sens & qui me modifient, & j'éloigne du présent les autres que je juge
avoir été ou devoir être. Un tems déterminé est donc un idée de plusieurs apparences du même objet, tellement disposées que d'une part elles s'unissent avec
les sentimens ou les vûës ausquelles je
m'applique principalement, & que de
l'autre elles vont toûjours à le representer plus clairement & en la place
où il agit réellement : Mais ne pouvant
attribuer à une seule chose une multitude d'impressions sans y mettre de la succession, je donne à celles qui me sont presque identifiées une existance aussi veritable que la mienne, & leur comparant
les autres je conçois celles ci comme pas-

fées en ne faifant que les imaginer fenties en elles-mêmes, ou comme futures,
lorfque je m'en imagine le fentiment en
idée ou dépendant de ma penfée actuélle.
Mais toutes ces façons de concevoir qui
fe devroient rapporter à autant de chofes diverfes qu'elles expriment la même en differentes circonftances, font
autant de préfences ou d'actualitez puifqu'elles paroiffent toutes à la fois, leur
diftinction eft un effet de mon imagination qui les confond fouvent enfemble en m'offrant des chofes paffées comme fi elles étoient prefentes ou à venir,
& au contraire: Car je puis m'unir &
toutes chofes à tous les tems, Je me forme plus aifément un grand âge d'un
certain objet en m'appliquant à d'autres
objets d'un tems plus court, de même
que l'on s'aide à concevoir une grande
diftance en fe figurant entre d'eux plufieurs corps de quelque longueur.

Cependant j'admets de l'ordre dans
les chofes, lorfqu'elles font dans un arrangement agreable, & comme infépa-
rablement attaché à ce que j'apperçois
de la propre nature, & des vertus effen-
tielles de chacune: Et je dis qu'une chofe
eft

eſt la cauſe d'une autre , lorſque dans celle-là qui eſt plus ancienne , je trouve les principes, & les premiers délinéa-mens de celle-cy , & que depuis ce fondement juſqu'à la perfection de cette derniere, je vois un enchaînement d'i-dées qui la répreſente de plus en plus vers le moment qu'elle exiſte dans tou-te ſa grandeur. Ainſi l'oignon, la terre, & le ſoleil ſont la cauſe de la tulipe, par-ce que je la vois en petit dans le ger-me de l'oignon, & que le ſoleil me pa-roît détacher inceſſamment de la terre, des corpuſcules qui ſont éclorre la tu-lipe en l'enflant. A chaque moment de ces cauſes partielles je découvre une tu-lipe differente, & telle qu'elle eſt au printems elle a pour veritable cauſe l'oi-gnon, le ſoleil, & la terre en ce qu'ils contribuent dans cette ſaiſon à la for-mer, & ce qu'ils ont donné juſque là qui ſubſiſte ſans eux ; c'eſt à dire qu'un effet ne dépend ou n'eſt produit que de ce qui le conſtituë dans ſon état préſent.

Lorſque j'embraſſe univerſellement & ſans diſtinction tous les objets de mes ſens, & que je ne penſe point aux qualitez individuelles qui en font la différence, j'apperçoi une étenduë immense, toute unie, n'ayant ni couleur, ni chaleur, &c. cette idée est comme la proprieté naturelle de la subftance sensitive en quoy toutes ses facultez se produisent & se font paroître : C'est dans la grandeur en gèneral que toutes les sensations conviennent, parce qu'elles consistent également dans le plus & le moins, & qu'étant capables d'augmenter ou de diminuer par degrez à l'infini, elles forment un continu qui n'est grand que par le nombre de ses atomes distincts & exterieurs les uns aux autres.

Les sensations particulieres déterminent l'extension de tous les êtres que j'appelle corps, qui font colorez ou tranfparens, chauds ou froids, ronds ou quarrez.

Les diverses combinaifons d'odeurs, de chaleurs, de couleurs nous donnent pour les corps toutes les émotions & tous les sentimens dont nous sommes capables. On pourroit bien établir des regles pour faire à nôtre avantage toutes ces compositions : Mais je dépoüille ici les êtres matériels de ces fortes de qualitez, & je ne leur laisse que celles qu’ils ont comme étendus : Je croy donc qu’en cela ils sont réellement l’espace même, & que la difference essentielle qu’ils ont entre-eux consiste dans la situation & dans la figure.

Quand je distingue tels & tels endroits dans l’étenduë sans bornes, j’en ay un autre idée que si je l’imaginois toute entiere sans division, car dans cette derniere consideration je la regarde comme le lieu qui contient & qui penetre interieurement tous les corps, en quoy je la réduis pour la premiere. Si je concevois la place qu’occupe chaque corps, comme détachée de toutes ses voisines, & que je la figuraſſe en raportant ses bornes au point du centre de sa grandeur, je la placerois elle-même dans un lieu particulier, que je me represen-terois encore situé dans un autre, si je venois à le prendre à part, ne pouvant avoir l’idée d’une étenduë indeterminée & vague avec celle d’une étenduë particuliere & limitée, que celle-là ne me semble environner l’autre & lui être par tout commensurée : Néanmoins je reconnois qu’elles sont indentifiées ensemble, quand je fais réflexion que l’éten-

duë univerfelle remplit tout & qu'elle
eft abfolument impenétrable, parce qu'il
y a contradiction que deux efpaces égaux
puiffent tellement s'unir, qu'ils ayent une
circonference commune auffi étroite
quand ils font enfemble, que celle que
chacun a féparement.

Quoique l'efprit trouve toûjours dans
la plus petite étenduë, des parties qui
en ont d'autres plus petites & plus petites à l'infini, fans pouvoir jamais at-
teindre à la derniere: Toutesfois comme
il fe perd à concevoir un corps deux ou
trois fois plus vafte que la capacité vi-
fible des Cieux, la matiere étant rédui-
te à la petiteffe de la pointe d'une ai-
guille, s'évanoüit & m'échappe ne me
paroiffant plus divifible au delà : Car
fi j'y diftingue encore divers côtez, je
ne les apperçoy plus que comme des
atomes compofez d'un nombre indefini
de poins ou de parties indivifibles : Mais
il me faut une certaine dimenfion pour
fixer mes vûës & donner de la réalité
aux objets, c'eft pourquoy quand je veux
féparer en deux un grain de fable prefque imperceptible, je l'enfle par mon
application & je le groffis au moins du

double qu'il me paroiſſoit, autrement,
je l'anéantirois.

Outre les arrangemens ſtables que
les differens rapports de ſituation & de
grandeur des corps peuvent faire, je
remarque pluſieurs figures qui quittent
leur premiere place en ſe tranſportant
d'un endroit à un autre immediat de
l'étenduë generale à laquelle le déplacement ne convient pas, puiſqu'étant
égale par tout je la vois invariable dans
tous ſes poins qui ſont entierement les mêmes hors leur diverſe poſition les uns à
l'égard des autres. C'eſt dans l'eſpace qui
me paroît comme un vuide que tous
les corps changeant de lieu me repreſentent le mouvement, qui n'eſt qu'un
paſſage de déterminations par toutes les
parties virtuelles ou non diviſées de
quelque quantité du continu immobile,
le long duquel les mêmes figures s'appliquent exactement : Car la ſubſtance
d'un corps étant la même que celle du
lieu qu'il occupoit auparavant, & de
la nature du lieu dont il va s'emparer,
ſa figure ſe mettant dans une autre ſituation, c'eſt quitter la matiere qu'il avoit
ici, pour l'étenduë qu'il doit borner là,

Toutes les figures semblent avoir un droit égal sur tous les lieux, & il n'est pas d'endroit assignable dans le vuide où je ne les puisse concevoir. Ainsi les corps sont d'eux-mêmes également disposez au repos ou à toutes sortes de mouvemens : Car si de la seule considération de leur idée il ne me paroît pas que leur centre soit plus attaché à certains poins qu'à d'autres, pendant plus ou moins de tems, ni de raison pourquoi ils sortiront de la place qu'ils ont une fois remplie, puisque c'est autre chose de s'imaginer simplement une pierre, & de se l'imaginer avec la qualité du repos ou de quelque transport, car je pense souvent à des proprietez de corps qui conviennent fort bien à de la matiere arrêtée ou en agitation, je ne leur attribuerai aucun de ces états où ils sont indiferens, jusqu'à ce que les déterminant au milieu de l'espace illimité, je les voye toûjours correspondre de la même maniere aux même côtez, ou parcourir en certains tems certaines portions de cet espace : Mais je jugerai que réellement il y en a autant qui se remuent en toutes les façons particulieres qu'il s'en trouve qui se reposét, puisque le nombre des corps est infini; de même que si toute la terre étoit couverte de dez je croirois qu'il paroîtroit environ autant de faces de six que de trois, ou de quatre; ou bien si de toute éternité l'on avoit jetté un double au hazard, il seroit venu autant de fois croix que pile.

Mais pour démontrer que le mouve- est essentiel à l'étenduë divisée, il suffiroit peut-être de bien faire comprendre que ce n'est qu'une maniere de regarder des figures actuelles qui sont assurement coéxistantes aux corps.

Or je pourrois dire que le mouvement est un être dont toutes les parties existent à la fois, & qu'on s'en forme l'idée en rapportant à un seul corps plusieurs especes de figures ou de corps semblables appliquez les uns proche des autres depuis un point fixé dans l'étenduë immobile, duquel comme d'un centre, je m'imagine que commence une suite de places, dont les unes me paroissent de puis plus long tems desertes que les autres à proportion qu'elles viennent à s'unir au corps que je juge

exister seul à l'instant présent dans un
lieu que je conçois vuide en l'unissant
au tems que ce corps me semble en
quelque place des precedens, que je n'en-
visage plus que comme ses images &
ses ombres, qui me le representent appliqué à tous ces lieux en différens mo-
mens.

Ainsi lorsque je passe le doit le long
de mon bras, je l'y sens en un endroit
en l'imaginant sur d'autres égaux & con-
tinus selon divers intervales de tems:
Je devrois attribuer le sentiment de cet
espace que mesure la surface, de mon
doit multipliée, à la compression inégale & actuelle d'une partie de ma peau;
mais je la rapporte à ce doit qui n'étant
pas aussi large que ce même espace est
long ne peut l'avoir tracé tout d'un
coup. Et comme je ne vois de la re-
production dans les impressions qu'à
cause que je mets plus de temps entre
la production de celles qui sont presque effacées & la production des plus
récentes ou des plus vives qui touchent
au lieu où j'apperçoi l'action de l'objet
jugé présent, si toutes les parties de la
durée sont ensemble, le changement de

preſences ne ſera point l'anéantiſſement
d'un état pour la naiſſance d'un ſecond,
puiſque le plus ancien ſubſiſte comme
le nouveau, avec aſſez de réalité & de
force pour me faire penſer à une actualité abſente ou paſſée.

Chaque corps ne peut avoir qu'un
certain nombre de déterminations particulieres à l'excluſion de toutes les autres;
le mouvement direct de deux dégrez & de
droit à gauche exclut non ſeulement le
repos, mais encore tous les mouvemens
circulaires & les directs qui ne tendent
pas de ce côté avec une telle force. Le
repos, non plus qu'un mouvement particulier, n'ôte pas, à parler juſte, le mouvement en général qui n'exiſte dans aucun corps, mais il exclut les mouvemens particuliers qui ſe pourroient trouver où il eſt. Une choſe eſt ainſi la privation d'une autre avec laquelle elle ne
peut ſubſiſter, ce qui ne fait pas que
celle-cy ſoit ſimplement le néant de celle-là. La ſeule unité exclut deux, trois,
quatre, & toute autre multitude; quatre ou cinq excluent un, deux, & toute multitude qui n'eſt pas le nombre
cinq ou quatre; Et ſi deux eſt quelque cho-

se de réel & de positif, un le sera auffi
à proportion: De même le plus petit mouvement eft moins de chofe que le plus
grand, mais il fera peut-être plus que
le repos, qui eft auffi un mode que l'on
ne concoit pas dans la feule exiftance d'u-
ne matiere, & fans une idée diftincte
dont l'entendement fe forme auffi bien
un univerfel en raffemblant le repos de
tous les corps en particulier, qu'il s'en
peut former un de quelque mouvement
déterminé qu'il verra en plufieurs corps.
Ce qui produit un pié cube de cire a
des difpofitions particulieres pcur la
marquer d'une certaine figure entre une
infinité d'autres dont je lui vois une
égale exigence: néanmoins c'eft neceffairement la même caufe qui met au jour
cette fubftance, & qui la moule, car
elle ne peut paroître fans un caractere
particulier. Il faut pareillement que la
caufe qui donne l'être à un corps, ait
une vertu finguliere pour le determiner
au repos ou au mouvument, & il y faut
même concevoir plus de force pour le
conferver long tems dans le même état
car lorfqu'il en change fouvent il femble
fentrer d'avantage dans l'idée d'une exi-

ftance fimple qui ne renferme en quelque
forte qu'ne aptitude à tous les êtats.

Tout mouvement eft un volume ou
une figure déterminée de matiere qui fe
tranfporte en certaines circonftances de
tems & de lieu. Et je diftingue autant
de fortes de mouvemens que de côtez
où les corps peuvent tendre & de dégrez
de vîteffe dont ils peuvent aller.

Un corps ne continuë de fe mouvoir
que par la continuation de femblables
circonftances; & puifque dans toutes les
chofes que je regarde comme actuelles il
paroît de la conftance, & que tous les
tems ne fubfiftent que dans le préfent,
mon efprit fixant fa vûë fur un tel corps
fe le reprefentera fans ceffe comme en
mouvement de lui-même : Car dans l'i-
dée du tranfport, je vois un commenfu-
ration continuelle à differens poins de
l'efpace par tout égal.

S'il faut une certaine determination
pour faire avancer une figure l'efpace
d'un pié dans une accéleration particuliere, ce feront toûjours de mêmes caufes qui le feront avancer de plufieurs piés
auffi promtement vers le même endroit:
Ainfi le mouvement en ligne droite fera

compofé de plufieurs déterminations pareilles ; Mais le mouvement circulaire le fera d'autant de déterminations differentes,

Le corps dont toutes les parties commencent à fe tranfporter d'un mouvement femblable, tend à faire une ligne droite : Car fuppofé qu'il fe meuve circulairement, la partie du corps, qui fera la convexité de la trace iroit moins vite que l'autre : Donc elles n'auroient pas le principe de la même determination.

Chaque partie d'un corps en action a fon movement propre & indépendant de celuy de fes voifines : Car elles fuivent toutes des lignes feparées, & quand on les voit marcher enfemble les unes au prés des autres, elles ont des mouvemens de même efpece defquels il ne fe peut former de compofé, car de même que du bleu ajoûte à du bleu ne change point la premiere couleur, deux déminations égales conçûes dans une feule atôme ne lui donneroient pas plus de viteffe qu'une feule, puifque l'une & l'autre font effentiellement limitées à faire parcourir au même corps un certain efpace dans le même tems, & que ce mouvement eft d'autant plus grand qu'en

moins

moins de tems l'étenduë universelle a
davantage changé de modification dans
ses parties, ou que la même figure s'est
continuée dans un plus long espace,
c'est à dire que le corps s'est transporté plus vîte.

Le mouvement qui selon la maniere
ordinaire de concevoir, est une configu-
ration successive de quelques parties
continues du grand vuide, doit necessairement se produire à travers les
corps qu'il rencontre dans sa direction:
Car leur solide n'étant rien que ces mêmes parties de l'espace, où je les suppose dans une autre détermination, re-
cevra le mouvement du mobile d'abord
qu'il s'y sera transporté. Ainsi le corps
a qui va vers b donnera son mouvement à la substance du corps c qu'il trouve en son chemin, & laissera dans cette
place la determination que c y avoit :
Car en s'applicant exactement à toute
la surface posterieure de c ils ne font
plus qu'un volume, d'où le mouvement
emportant la quantité à laquelle il est
borné, laisse à la fin la matiere immobile en c, si c étoit en repos. Si le
corps b aussi en mouvement rencontre

V

en *c* le corps *a* se portant vers *b*, ils s'y traverseront sans aucun changement de leur quantité ou de leur vîtesse, puisque le mouvement vers *a* n'étant que le passage de la figure *b* par l'espace d'entre d'eux, & le mouvement vers *b* un autre passage de la figure *a* dans le même espace & au côté opposé, à l'instant que la premiere trace de *b* s'unira avec la premiere du corps *a*, ces deux lignes qui s'étoient ajustées en une seule, s'abandonneront de necessité, parce qu'elles vont en differens endroits, & les lignes ou les plans qui suivent en font de même. Si dans le temps du concours de ces deux corps, il en entroit d'autres en *c* par d'autres endroits, chacun y passeroit comme dans le vuide avec toute sa premiere rapidité : Car les poins où toutes les figures se coupent appartiennent autant aux unes qu'aux autres.

La définition que j'ai donnée du mouvement, rend raison pourquoi tous ces transports quelque divers qu'ils soient ne se feront point obstacle dans une matiere qui demeure en repos : Car ce ne sont qu'autant de figures qui s'im-

priment inceſſamment & par parties
chacune de ſon côté dans le même eſpace de *c*, lequel eſt capable de les con-
tenir toutes : & s'il arrive qu'elles ſoient
égales, elles n'en exprimeront qu'une au
moment de leur jonction, ce qui n'em-
pêchera point l'effet naturel ni de la
conſtance de *c*, ſçavoir de tenir la même figure dans la même place, ni de
chaque mouvement qui eſt de pourſui-
vre de nouveaux eſpaces : Car on pourra toûjours dire, voila les figures de
tels & de tels corps dans le lieu où leur
determination les doit rendre preſentes
en ce moment. Il ne ſe fait donc point
veritablement d'échange d'états, & chaque portion limitée de l'étenduë perſi-
ſte ſans interruption de toutes les manieres où elle s'eſt une fois miſe.

Ces mouvemens de toutes parts dans
une même figure, la durciſſent & nous
y font ſentir de la reſiſtance, puiſque de
quelque côté qu'on y veuille enfoncer,
ou bien en enlever les parties un mouvement adverſe les remplacera de l'autre, pourvû que le mouvement qu'on lui
imprime ne ſoit pas le plus fort. La per-
petuité des impreſſions égales des corps

circonvoifins, contre toutes les parties
d'une figure, eft caufe qu'elle refte toûjours la même au même lieu, & que
les molécules de toutes les fubftances
homogénes fe confervent éternellement
fous la même forme: Mais fi des corpufcules infinuans & fubtils les ébranlent d'avantage de ce côté ici que de celui-là, ils les ôtent de cette parité de
mouvemens qu'elles ont chacune contre toutes, & toutes contre chacune,
d'où vient la peine que nous avons à les
écarter; Ainfi le feu liquefie toutes fortes de matiere, & leur donne une moleffe, qui confifte en ce que les parties
d'un corps obeïffent aux mouvemens,
& reçoivent toutes les figures qu'on leur
apporte; de l'eau dans un baffin eft molle,
car fes parties n'ont prefque point de
mouvemens qui les retiennent attachées
les unes aux autres, puifqu'on la divife
fans difficulté: Mais quand on la renferme dans un tuyau de plomb, fermé par
un bout, & d'ont l'entrée eft proportionnée à la groffeur du doit, elle eft infiniment dure à la pulfion: car il n'eft pas pof-
fible de s'y faire paffage, puifque les parois
du canal ne cédent point au tranfport di-

rect que l'on veut donner à l'eau qui demande toûjoursd'occuper le même espace;
si le doit estoit aumilieu de sa substance
elle sembleroit molle, car il s'y remuëroit
facilement.

Les efforts que l'on éprouve à rompre
un corps dur, marquent assez qu'il passe
en notre bras un mouvement egal & contraire à celuy qui se produit de notre part;
& le sentiment qu'on en a, fait naistre en
quelques uns le préjugé, que le repos est
une pure privation du mouvement, laquelle est sans action : mais si l'application que nous donnons à penser au mouvement, nous fait admettre une certaine
force dans le corps mu, l'attention qui
est necessaire pour concevoir un corps
comme en repos, leur en devroit faire
imaginer aussi, quoique moindre à proportion que le mouvement nous presente
plus de figures & de lieux que le repos.

Au milieu d'un air divisé en des parties
fort petites & agitées de mouvemens
égaux en toutes les directions, tout corps
semble devoir continuer en liberté sa premiere détermination : car supposé qu'il se
transporte, le lieu qu'il tend à occuper
fera toûjours prest à le recevoir, puisque

les parties qui le rempliſſent ſont diſpoſées
à s'ajuſter en toutes ſortes de figures ou
de volûmes : mais les ſens nous font appercevoir pour l'ordinaire un grand changement dans les divers états de pluſieurs
eſpeces de corps durs qui viennent à ſe
rencontrer dans un tel vuide. Neanmoins
en faiſant un peu d'attention à la nature
du mouvement & de la dureté tels que je
les ay conçûs, l'on découvrira parrout
que dans l'Univers conſideré comme étendu, les meſmes dimenſions perſiſtent à
jamais avec les modifications de figures,
de mouvemens, ou de repos qui leur ſont
coéternelles.

Pour éclaircir cette verité, il faut diſtinguer deux ſortes de tranſports viſibles
d'une figure contre une autre : car un
corps peut en commençant à ſe mouvoir
vers quelque lieu toucher un autre corps
qui ſe trouve dans la direction de ce mouvement, ou l'aller attaquer par un intervale qu'il penetre comme de l'étenduë
indeterminée. J'appelle *preſſion*, la rencontre des corps dans le premier cas,
& la ſeconde maniere de s'oppoſer, *percuſſion*.

Il eſt évident que pouſſant ma main

contre quelque chofe de mobile, je n'a-
vance qu'autant qu'il fe remuë, & que
le mouvement fe produit également &
au mefme inftant dans tous les deux,
car je ne puis tranfporter ma main qui
eft derriere, que dans la place que le corps
de devant abandonne, l'immobilité de
l'un arreftant néceffairement l'autre ; c'eft
ainfi que fe produifent toutes les parties
d'un corps qui fe meut uniformément.

Mais à l'égard de la percuffion, il doit
paroiftre que les determinations des corps
qui fe choquent, lefquelles ne peuvent
être qu'à des mouvemens ou au repos,
paffent mutuellement de l'un dans l'autre:
toutes les experiences de Phyfique peuvent s'expliquer dans ce Siftême.

2. Fig. Imaginons que le corps *a* quadruple de *b* fa partie, foit durci par un flus de
matiere perpetuel & en tous fens qui
tranfporte d'une viteffe indefinie, comme
à parcourir mille lieuës en un clin d'œil,
la quantité qui le traverfe fans ceffe tout
entier : Je dis que pour faire changer *a* de
place, la moindre augmentation fuffit au
volume qui viendra à paffer fous la forme
de ce corps : fuppofant, par exemple, que
ce volume puiffe en une minute devancer

de huit pas les autres figures qui fondent
au mefme lieu avec ces mouvemens prefque infinis dont j'ay parlé, le corps *a* ira
fenfiblement du degré dont le plus grand
mouvement furpaffe les autres : car fi cette
determination porte *a* dans une rapidité
inconcevable de *b c*, vers celle qui fait
parcourir à ce corps un efpace immenfe
directement oppofé le repouffera de *c* en *b*
& l'empefchera de s'éloigner de fon premier pofte, davantage que de huit degrez
ou de huit pas en une minute.

Si le corps *a* trouve en repos *c* égal
à *b* & d'une dureté pareille. Premierement
b confideré à part donnera d'abord tout
fon mouvement de huit degrez à toute
la figure *c* ; c'eft à dire qu'auffitoft que *b*
touchera *c* toutes les parties de *c* jufqu'à
la derniere feront emportées d'un mouvement de huit degrez qu'elles n'auront
pas ce femble, reçu fucceffivement, comme celles des corps mous ou flexibles,
dans lefquels l'on voit que l'impreffion
continuë par des ondulations : la raifon
d'un tranfport fi foudain, eft qu'il y a
réellement dans *b* un mouvement comme
infini de *b* vers *c* lequel fe communiquant à *c* fuivant la loy ordinaire, doit

passer plus vîte qu'un éclair de l'extremité
posterieure de l'un, à l'anterieure de l'autre. De plus, dans les corps d'une dureté
mathematique, toutes les lignes ou tous
les plans qui se trouvant en des espaces
differens & contigus forment sous une
figure exterieure, ce que l'on entend par
solide ou profond, gardent toûjours entr'-
eux la même situatiou, ce qui fait qu'ils
ne se peuvent mouvoir qu'ensemble ; &
puisqu'il n'y a que la partie anterieure
qui touche à un espace libre, c'est d'elle
seule que commence le mouvement appliqué à celle de derriére : Mais celle-là
entraîne à l'inftant les autres qui lui sont
colées, tellement que d'un bout à l'autre
il s'eft fait comme un transport infini
du mouvement de huit degrez des parties
de *b.* Parce que dans tous les lieux d'entre deux la même figure se voit appliquée
en un moment, à cause que celle qui reçoit la premiere la determination, ne peut
s'introduire dans le lieu de sa precedente,
si elle ne l'a portée dans la place d'une
plus anterieure d'où il faut faire sortir un
pareil volume, la percussion se trouvant
ainsi à la fin d'abord qu'elle s'eft faite au
commencement, par le moyen des parties

contiguës & inſeparables d'un même corps
infiniment dur. Or ce changement imperceptible de plans ou de volumes interpo-
ſez dans lequel on conçoit une ſucceſſion
de raiſon, ne s'eſt pû faire que par la
preſence ſubite eu toutes leurs places,
du premier volume mu.

  b Reſtera immobile, parce que ſa
ſurface anterieure ſe joignant à une figure
égale de *c*, puiſque les corps ne ſe peuvent unir enſemble que par des endroits
de même extenſion, la détermination de
celle-là eſt de paſſer par la place de celle-
cy dont la modification eſt d'y demeurer,
& que les parties poſterieures à cette ſurface de *b* s'arreſtent à l'inſtant de ſon repos : Car leur rapidité qui concourt à
rendre tout le corps *b* compacte, & qui
ſeroit ſans bornes ſi la dureté étoit extrême, les fait paſſer toutes en un tems que
nous ne pouvons diviſer, par une étenduë
auſſi petite que le lieu de *b* hors duquel
s'élançant elles penetrent *c* avec la même
violence : Mais parce qu'après le moment du choc, où *c*, donne à *b* le mouvement dont ſa dureté & ſa ſtabilité dé-
pendoient en partie, & qui affermit *b*
auſſi-tôt contre un mouvement égal

qui traverſe inceſſamment à l'oppoſite, il ſuccéde dans tout *c* une matiere qui en tranſporte les parties de *c* en *b* avec une force moindre ſeulement de huit degrez, ces deux mouvemens dont l'un eſt capable de faire avancer la même figure huit pas en une minute plus promptemeut que l'autre, nous feront paroître le corps dur *c* ſe mouvoir de ces huit pas.

Si le même corps avoit eu vers *b* un mouvement ſenſible de deux degrez, *b* prenant toute la determination de *c* ſe feroit retiré de ces deux pas : Si le mouvement avoit eſté dans la direction de celui qui metroit *b* en action contre *c* le premier corps auroit ſuivi l'autre en faiſant deux pas en une minutte, par la neceſſité de la permutation de leurs états.

Secondement, ayant ſuppoſé le corps *a* quatre fois plus étendu que *b* qui lui eſt inſeparable, je crois que ſi *b* ſeul a donné huit degrez à *c*, le même *b* ſe tranſportant avec trois autres volumes qui lui ſont égaux, communiquera dans *c* dequoy lui faire parcourir trente deux pas en une minute.

Car il faut obſerver que dans le mou-

vement d'un volume de quatre pouces, il
n'y a pas plus de figures qui s'appliquent
actuellement à de l'espace qu'il y en a
dans le transport d'un seul pouce qui va
quatre fois aussi vîte. *b* pouvant occuper
quatre lieux au mesme temps qu'il n'en
parcouroit qu'un seul en marchant avec
trois autres meut *c* qui donne pour se separer si viste l'influence de quatre pouces de
matiere qui le traversent à contre sens
dans une rapidité indéfinie qui fait la conservation de sa dureté , en s'opposant à
cette autre impression un peu plus grande
qu'il reçoit & qui sortant du grand volume se répand dans autant de lieux.

Or *b* tenant ici le milieu doit suspendre
tout le reste, puisque la partie droite tendant d'avancer seule de ce côté, ne le peut
sans s'opposer directement à l'autre partie qui a la mesme inclination & la mesme
puissance, & comme l'effort de l'une contre l'autre se fait sur *b* à quoy elles sont
fortement appliquées, toute leur action y
passera, d'où elle sera déchargée dans *c* ;
& parce que les mouvemens qui portoient
a tout entier se reduisoient dans *b* à trente
deux degrez sensibles : Car chaque partie
en ayant huit, les trois quarts d'étenduë

qui

qui concourent des deux côtez dans la même figure de *b* s'y tranfmettent avec la même impetuofité que fi elles lui étoient perpendiculaires : *c* aura donc une acceleration quadruple de *a*.

Si *c* étoit deux fois plus gros il feroit felon cette regle, feize pas en une minute: De même , la viteffe que *c* pourroit donner à *b* paroîtroit fou quadruple dans *a*; & ils avanceront tous deux de compagnie, feulement lorfque, par exemple, le petit corps *c* heurtera le grand corps *a* dans un mouvement qui portera celuici d'un degré de viteffe égal à celuy qu'un troifiéme corps communiquera fur le champ à *c*: Car un corps qui vient aprés un autre prend toûjours la determination de celuy qui devance, auquel il diftribuë tout fon refte, je veux dire que *c* ayant quatre degrez de viteffe, lorfque *a* n'en aura qu'un, le premier ceffera d'aller de trois degrez auffi promptement qu'auparavant , puifque le mouvement quadruple de *c* valant un volume quatre fois plus grand mû d'un feul degré, c'eft la mefme chofe que fi deux volumes comme *a* marchoient enfemble d'un fimple degré, & par confequent la figure *c* qui

X

n'eſt que le quart d'un de ces volumes, n'aura que le degré dont *a* a évité toute l'action de *c*, les trois autres duquel entrent dans *a* qui s'entraînera viſiblement plus vîte que *c* à proportion de la quantité de ſes parties.

Si le corps *a* rencontroit le mobile *c*, en *d* la troiſiéme partie de ſa grandeur, il donneroit le tiers de ſa force à *c* qui avanceroit ſuivant l'étenduë de ſa figure : Car le mouvement étant également diſtribué dans *a*, cette partie doit produire le tiers du tranſport que le tout produiroit, & quitter tout ſon effort au point *d* où elle eſt en balance. Mais le reſte du mouvement pouſſera les autres parties au premier inſtant, comme indépendantes de l'état de *d*; & parce qu'elles ne peuvent s'avancer d'une ligne ſans faire entrer *d* dans leur chemin, ces deux tiers de *a* communiquent de plus en plus du mouvement à *d* juſqu'à ce qu'étant tous dans la meſme direction & poſez en longueur, ils aillent d'égale viteſſe. Sur quoy il faut obſerver que les parties de *a* conſervent d'autant plus leur mouvement, qu'elles ſont éloignées de *d*; ainſi *c* qui eſt à l'autre bout tire moins *d* que ne fait *f* qui tient le milieu , à selon que *g e*, *h e* sont plus longues que *g f*, & *h f*: Car ces deux dernieres lignes par lesquelles *f* tire les parties de *d* approchent davantage de la direction de ceux du mouvement total dans laquelle seule *e* se transporte avec *d*. L'on entendra mieux cette raison par ce qui suit.

Si dans le temps que *c* se meut d'une vitesse de deux degrez vers *i*, une autre cause le porte en *l* d'un pareil mouvement, ce corps aura dans *c m* un mouvement composé plus grand qu'aucun des simples , pourvû que les lignes de leur direction fassent un angle droit : Car beaucoup du mouvement des deux volumes qui vont contre *c* tendant à faire tracer à ses parties des lignes parallelles , luy donne en cela le double d'un seul, qui n'agiroit que par l'effort dont ils conviennent avec *c m*, ce qu'ils ont de reste qui s'oppose diamétralement, n'allant point tout-à-fait contre *c m*: si leur détermination etoit entiérement opposée , *c* demeureroit inébranlable, puisque l'effet de l'un est de le transferer dans la place la plus éloignée de celle où l'autre tâche l'établir. Lorsque ces mouvemens font un angle fort oblique, l'un détourne beaucoup le transport que l'autre feroit de *c*, & l'agitent ensemble plus lentement qu'ils ne feroient étant féparez. Au contraire quand les mouvemens font tres-convergens ils luy communiquent à peu prés la mefme vitesse que fi un corps double de l'un d'eux l'attaquoit. Si ces mouvemens étoient inégaux, ils feroient faire à *c* une ligne qui participeroit davantage de la direction du plus grand. Toutes ces chofes s'expriment affez exactement en décrivant les vestiges réels des mouvemens fimples dans *c*, ou bien en faifant des parallelogrames dont les racines font les expreffions de ces mouvemens : Car le diamétre de ces figures déterminera la quantité du mouvement compofé. Ainfi le mouvement de *c* en *l* étant égal à celuy de *c* en *i*, les lignes égales *c l*, *c i* font les racines d'un quarré dont le diamétre *c m* marque le chemin de *c* ; fi l'un étoit double de l'autre il faudroit faire le rectangle *c n* dont le diamétre feroit encore la trace du mouvement compofé ; c'eft à dire que le corps imprimé de ces deux mouvemens auroit parcouru cette ligne diagonale dans le mefme intervale

de temps qu'il auroit tracé l'une ou l'autre de ces lignes avec les mouvemen^s
féparez.

La diminution apparente des mouvemens primitifs dans celuy qui en dérive
& qui négale jamais leur application ;
c'eſt à-dire qui ne figure point tant d'eſpace au meſme temps que ces deux mouvemens enſemble, eſt une ſuite de la dureté de c laquelle dépend du mouvement
de tous les corps immédiats : Car au
moment que deux volumes percutent c
vers l & vers i, ils s'oppoſent donc à
deux mouvemens adverſes qu'ils ſurpaſ-
ſent : Mais en ce qu'ils ſont obligez d'aller eux meſmes l'un contre l'autre en
partie, ils doivent paroître affoiblis, &
ce qui les acheve de les anéantir à nos
yeux, c'eſt ce mouvement moyen qu'ls
produiſent par leur union, lequel étant
plus fort qu'aucun d'eux emporte tout
c dans ſa direction, & auquel reſiſte encore moins qu'aux autres, l'impreſſion
qui vient à l'oppoſite former la dureté
du corps. De ſorte que comme j'ay dit
que des volumes de matiere paſſoient inceſſamment au travers des corps durs,
meſme immobiles, & que de deux mouve-

mens inégaux & contraires qui s'y produifoient la feule difference de l'un à l'autre étoit fenfible, les corps qui ont mis c dans cette nouvelle détermination, partageront leur mouvement, ils s'y pénétreront en parcourant le mefme efpace que chacun dans un air libre auroit mefuré vers des endroits contraires. Mais la quantité détenduë qu'ils figurent de part & d'autre dans la mefme direction donnant à c un tranfport manifefte different de celuy qu'il auroit par quelqu'un des deux, quoyqu'auffi fimple, ils ne paffent audelà de ce corps qu'avec le degré de mouvement dont ils alloient directement l'un contre l'autre.

3 Fig. Un corps ayant choqué un plan immobile rejaillit de deffus à angles égaux, car fuppofant la furface o perpendiculaire au mouvement de p, ce corps donnera tout fon effort pour la pénétrer, & fi elle demeure ferme il faut qu'à l'inftant elle ait dans la partie frappée un mouvement égal & contraire qui la difpofe à ne pouvoir ny avancer ny reculer, & qui devant neceffairement fortir du plan par cét endroit, paffe auffi-tôt dans le corps qui s'y applique. Auffi quand on

veut rechaſſer un balon au point d'où il eſt venu à nous on reſſent & le mouvement direct du balon lequel traverſe nôtre main, & l'effort que nous faiſons à produire un pareil mouvement.

Si le plan ſe preſente obliquement le corps en réflechira d'un autre part dans la meſme inclinaiſon : Car la ligne o q qu'il tend à tracer dans ce plan, entre d'autant plus dans ligne o r ſelon laquelle le plan reſiſte au mouvement, que celle-là approche de celle-ci dans leur direction, & toute l'action dont ce plan eſt capable d'empêcher le paſſage de p ſe rendant au point exterieur que ce corps attaque, détermine p à rebrouſſer ſuivant une ligne perpendiculaire, au même inſtant que l'effort qui luy reſte le long du plan de o en $ſ$ ſe joignant à cette determination, porte p d'un mouvement compoſé, dont la trace fait toûjours avec la direction de ce plan, un angle égal à celuy que le premier mouvement y faiſoit à contreſens.

Dans les percuſſions tout le mouvement ſe répand au moment du choc en chaque partie du corps frappé à plomb ; Car l'action des parties poſterieures du corps mu, laquelle paſſe en un moment par tous les poins de l'anterieure qui s'applique au corps qu'il rencontre, eſt toute reçuë dans la premiere partie touchée de ce dernier corps, & comme à ce meſme inſtant cette partie heurte contre une autre qui la precede immediatement, & ainſi de ſuite juſqu'à la plus éloignée, celle-ci qui ſeule peut avancer à cauſe qu'elle ne reçoit point de mouvement qui l'affermiſſe contre cette impreſſion, commence le tranſport dans une viteſſe apparente proportionnée à la quantité du mouvement de dureté qui s'y oppoſe dans le volume que cette partie attire neceſſairement.

L'experience eſt tres conforme à ce que je dis: car ſi l'on frappe un morceau de bois à un bout, la derniere partie eſt ordinairement la plus ébranlée, & donnant un coup contre un pot de terre il ſe caſſe le plus ſouvent à l'extremité la plus diſtante: cela ſuppoſe que les parties de ces corps ne ſoient pas extrémement durcies les unes contre les autres, & que les coups ne ſoient pas des plus violens.

Il ſuit de cette propoſition, que tous

les corps qui se trouvent entre deux autres qui tendent à se choquer mutuellement, ne peuvent passer l'étenduë terminée par ces deux volumes, car quand les mouvemens auront de part & d'autre atteint ces extrémitez ils n'emporteront que ces deux corps, tout ce qui est derriere demeurant immobile.

Il y a peu de choses à changer pour faire rapporter à la pression tout ce que je viens de dire de la percussion : Car comme le principe de cette premier sorte d'effort consiste en ce que tous les corps qui se touchent immediatement les uns les autres ont un pareil degré de mouvement, quand ils se trouvent dans la mesme direction, si l'on conçoit une force capable de faire marcher avec deux degrez de vitesse un pouce de matiere en quarré, se distribuër à deux pouces, chacun avancera d'un seul degré, ce qui est figurer autant d'espace en mesme temps qu'un seul volume avec les deux degrez : Et si cette force se trouvoit toute perpendiculaire à l'un de ces corps, qui ne pourroit mouvoir l'autre qu'obliquement, celuy-là iroit plus vîte que celuy-ci, parce que le mouvement qu'ils ont

de commun qui tend à les faire aller enfemble, n'égale pas toute l'action que la
puiffance donne au premier , & qu'il
n'en eft qu'une partie proportionnée à la
maniere dont le corps qui precede s'oppofe à la direction de la puiffance, l'autre corps ayant donc outre fa part de
l'impreffion qui les pénétre également ,
le refte du mouvement dont cette impreffion eft furpaffée par la force totale ,
avancera plus que celuy qui luy fait obftacle, & l'empefche de fuivre toute la direction de la force , dans laquelle il n'entre avec la viteffe entiere de cette force ,
qu'apres en avoir repouffé tout à fait le
corps oblique.

Si deux corps égaux étoient pouffez
l'un contre l'autre avec un effort pareil ,
ils demeureroient immobiles , fi l'un avoit
deux fois plus d'impétuofité que l'autre,
ils marcheroient de compagnie à l'en-
contre du petit mouvement , avec la moitié du plus grand.

2 Fig. Si deux volumes pareils f & b s'appliquent enfemble contre le corps c de telle
forte que b le porte vers i & f vers l , ils
poufferont c par cm , & avanceront tous
trois enfemble, avec un mouvement qui

fera à celuy, dont ils fe feroient traînez s'ils avoient efté difpofez bout à bout, comme la diagonale eft aux côtez du parallellogramme, qu'ils auroient tracé féparément l'un & l'autre avec *c*, car il en eft ici des mouvemens compofez comme dans la percuffion.

4 Fig. Suppofant que le corps 1 ait quatre degrez de mouvement vers 2 & qu'à fon tranfport s'oppofe le plan perpendiculaire 3, 4 immobile, toutes les parties du corps demeureront fixes dans un égal effort les unes contre les autres : car fi elles portent toutes leur impreffion à la furface qui s'applique au plan, cette partie ne pouvant être arreftée que par un effort contraire de quatre degrez qui luy vient du plan, repouffe cette impreffion jufqu'à fon commencement : de forte que les parties immédiates au plan font mifes en une auffi grande violence contre celles qui en font les plus éloignées, que ces dernieres fe meuvent vers les plus proches.

Mais fi le mefme plan fe préfentoit oblique en 5, 6 à la direction du mouvement de 1, tout ce corps glifferoit le long de cette fuperficie avec d'autant

plus de viteſſe que ſon chemin s'écar-
teroit davantage de la perpendiculaire au
plan, c'eſt-à-dire que les lignes de direction de toutes ſes parties faiſant ſur
le plan 5, 6 un angle demi droit, le
volume iroit avec la moitié de la viteſſe
vers 5, puiſque faiſant un pareil angle
avec les perpendiculaires au plan , elles
agiſſent autant ſur celles-ci que ſur d'autres lignes qui ſont ſelon ſa direction :
or l'effort qu'elles font ſuivant les perpendiculaires eſt inſenſible , puiſqu'il eſt
ſoûtenu par un autre qui luy eſt égal, il
ne leur reſtera donc que celuy qui les
fait participer d'une direction parallele à
5 , 6 : de ſorte que pour retenir 1 ſur ce
plan, il ne faut que deux degrez de force
qui le repouſſent de 5 vers 6 : ſi la ligne de
direction de 1 avoit fait un angle une
fois plus aigu ſur le plan 5 , 6 ; il ſeroit al-
lé des deux tiers de ſon effort , parce
qu'il n'en auroit employé qu'un tiers contre le plan.

Si l'on imagine une autre puiſſance
déterminant 1 par 1 , 7 ; au meſme temps
qu'il eſt pouſſé par 1, 2 ; il tendra à faire
une ligne moyenne entre 1 , 2 & 1 , 7 , ſi
les deux forces ſont pareilles , & à proportion

portion, fi elles font inégales, & cette
ligne s'oppofant plus ou moins à la direction du plan, 1 gliffera deffus plus ou
moins lentement, fuivant la valeur de
cette ligne : il l'arrefteroit abfolument fi
la ligne compofée étoit parallele à la perpendiculaire du plan ; comme fi une force
de quatre degrez preffoit ce corps vers
1, 8 qui fait angle droit avec 1, 2 felon
laquelle il a quatre autres degrez.

Le mouvement uniforme de 1 le long
de ce plan oblique fuppofe une action
égale de puiffances paralleles qui preffét le
corps fur tous les endroits où il fe trouve, car une force n'ayant d'effet que fur
le lieu où elle eft perpendiculaire, elle ceffe
de pouffer un corps à mefure qu'il s'en
retire, & fi les forces égales n'étoient
pas paralleles, mais qu'elles preffaffent
toutes vers un feul point comme en 2
plus 1 defcendroit, plus il iroit lentement,
puifque fa direction approcheroit d'autant plus de la perpendiculaire au plan 9 2;

Mais ce qui merite bien davantage
d'être confidéré, c'eft que tout un corps
n'agit fur un plan que lorfque la direction
du mouvement de toutes fes parties traverfe leur bafe qui comprime immédia-
Y

tement le plan : le quatré 1, par exemple,
preſſeroit le plan perpendiculaire 3,4 avec
toute la force qu'ont ſes parties qui agiſſent uniquement ſur toute la longueur
de la ligne qui touche au plan : Mais le
meſme corps porté par la meſme direction
contre un plan 7, 10 avec lequel elle faſſe
un angle moindre qu'un demi-droit, ne
donne pas à ce plan une atteinte du mouvement de toutes ſes parties, car la portion de la force qui le meut tout à la
fois laquelle paſſe par le plan étant plus
petite que celle qui ſe porte en l'air, le
ſurplus demeurant en ſon entier augmente
la viteſſe du tout qui n'avance alors qu'en
tournant ſur les poins de chaque coin ;
ſi le plan faiſoit un angle demi-droit comme 5, 6 le corps gliſſeroit & toutes ſes
parties ſeroient portées ſur un ſeul coin
qui ſoûtient leur impreſſion égale de part
& d'autre, c'eſt pour cela qu'un globe a
toûjours quelques parties libres qui le
font rouler ſur toutes ſortes de plans inclinez. Ainſi la boule 11 ſur le plan 5, 6
à laquelle je ſuppoſe la meſme direction
de mouvemét, qu'à 1, & qui ne preſſe jamais
que ſur un point, ayant plus de force d'un
côté que d'un autre de la partie qui rou-

che le plan incliné roulera vers 5 avec
d'autant plus de la moitié de son mouvement que la quantité du volume qui
eſt vers 5 ſurpaſſe celle qui approche plus
de 6. Car ſi elles étoient égales , elles
gliſſeroient ſur la ligne du milieu qui s'u-
nit au plan. Je paſſe les conſequences que
je pourrois tirer de cette conſideration
par rapport à d'autres mouvemens que
pourroit avoir le meſme corps ou tout
autre ſur quelque plan que ce ſoit ; il ne
faut que du temps & un peu d'attention
pour les découvrir toutes.

Il ſemble , au reſte , que c'eſt fort inu-
tilement que les Mécaniciens ſuppoſent
un centre dans tous les corps durs par
lequel paſſe l'effort de toutes les parties
de ces corps , vû que chacune d'elles n'a-
git préciſément que dans la ligne de ſa
propre direction , quand le tout ſe tranſporte , & que pouvant être retenu par
tous les endroits , ſon mouvement ne ſe
donne que contre la partie qui tient à la
cauſe qui le force au repos : Ainſi la puiſſance d'une bale de plomb ſuſpendue à un
fil ou qui preſſe un plan ſtable , s'exerce
toute ſur le point de la bale , qui touche au fil ou au plan : & qu'on nomme

ra mieux centre de gravité que tout autre. Si le corps étoit attaché à plusieurs
cordes immobiles, ou qu'il s'appuyât sur
un plan par une base large , il y auroit
pour lors autant de centres de gravité que
de poins de contact ausquels la force de
tout le corps seroit distribuée à proportion qu'ils soûtiendroient plus de parties.
5. Fig. Pour connoître par ces principes ce
qui doit arriver des corps attachez l'un
à l'autre au moyen d'une ligne indissolu-
ble, roide ou flexible, representons nous
que le corps *a* separé de *b* en repos par
la ligne *a b*, soit porté d'un mouvement
de quatre degrez parallellement à la direction *a c* ce corps étant au point où *a b*
& *a c* font un angle droit tendra vers *c*
avec tout son mouvement auquel rien ne
s'oppose dans cette situation : Mais comme il ne peut faire un point dans *a c* sans
se rendre *a b* oblique , il ne sort pas de
sa place qu'il ne donne de son impression
à *b* suivant l'inclinaison de la ligne qui
les joint ensemble. Et comme l'effort
qui se distribuë à l'un & à l'autre par
cette ligne oblique, les feroit aller d'une
égale vitesse de *b* vers *a* s'il étoit seul,
le volume *a* aura toûjours plus de mou-

vement que *b*, car il luy reste une force qui ne se partage point : mais l'action des quatre degrez les poussera tous deux avec d'autant plus d'égalité que le volume *a* s'approche de *c*, parce que la ligne *a b* entre à proportion dans la direction où ces degrez agissent, & *b* qui décrit une ligne courbe augmentera sa vitesse de plus en plus, jusqu'à ce que ces deux corps deviennent perpendiculaires l'un à l'autre, lorsque la ligne *a b* se trouvera toute entiere dans *a c*, où leur mouvement doit être uniforme. Il faut observer que dans un tel transport chaque point de la ligne *a b* fait une espece de ligne courbe, d'autant plus approchante de la droite *a c* qu'il est moins éloigné de l'extrémité *a*.

Si le point *b* de la ligne roide *b d* qui a la liberté de tourner de tous côtez, ne peut changer de lieu, & qu'un corps attaché au bout *d* soit déterminé à se mouvoir de *d* en *b*, il est constant que ce corps ne branlera pas, & qu'il donnera tout son effort à la ligne droite *d b* comme à un plan perpendiculaire.

Mais si quelque cause transfere en *e* ce rayon *d b* pressé par le mesme corps, où

je conçois une tendance parallele à *d b*,
d agira icy sur le point *b* comme la ligne
e f qui auroit la determination de ce
corps, comprimeroit une partie du plan
incliné *g b*; c'est-à-dire que si l'angle *f e*
g vaut les deux tiers d'un angle droit, il
preffera encore *b e* de plus d'un tiers de son
mouvement, & fera porté de tout le
refte par *g b*: plus le volume avancera avec
le rayon, moins il pouffera *b*, de forte
qu'au point *i* il ira de toute fa forçe: en
paffant plus loin il s'affoiblira par degrez
comme il s'eft augmenté. Si le corps *d*
agiffoit en *l* au lieu qu'il fe trouve en *i*
une fois plus éloigné de *b* il y auroit la
mefme vertu, car la partie ftable *b* ne
s'oppofe pas plus à fon chemin quand il
eft à l'extrémité du petit rayon, que lors
qu'il commence de marcher du point *i*.
Mais ce qui arrive dans ce different éloignement du centre, c'eft que le corps qui
fuivroit avec la mefme impetuofité la
direction du plan *i* & celle du plan *l* s'il
étoit libre, ne peut faire le mefme chemin
par *l* fans paffer comme par des plans deux
fois plus oppofez à fa direction, que ceux
qu'il rencontreroit en partant du point *i*,
car la tangente au point *m*, fait avec la

ligne de determination du mouvement un angle aigu deux fois plus grand, que la mefme ligne avec la tangente du point *n* autant avancé que *m* dans la direction de l'effort 6. Fig. Si de deux corps *a* & *b* joins aux deux extrémitez d'une ligne horizontale inflexible, le feul corps *a* reçoit du mouvement vers *c*, & que fous quelque endroit de la ligne *a b* il fe trouve un pivot immobile ou un point fixe fur quoy le tout ait la liberté de gliffer & de tourner : Le volume *a* preffant fur fon bout avec le mefme effort que s'il étoit dans le vuide, comme il ne peut abaiffer la partie qui eft fur l'appuy, ni tout ce qui s'étend audelà, il femble neceffaire que l'appuy foit chargé de cette action parallelle à *a c*, dont le corps *a* determinoit toutes les parties de *a b*, lorfqu'il n'y avoit aucun obftacle, & tout l'effort qui leur refte eft celuy dont *a* les approchoit de foy, c'eft-à-dire qu'elles ne font tirées que fuivant l'horizontale *b a*.

Neanmoins, puifque le volume en mouvement n'agit fur celuy qui eft en repos qu'en preffant la partie appuyée qui fe trouve entre deux, on peut croire que le point fixé ne foûtient que l'effort perpendiculaire communiqué par le corps *a* dans cette partie, par l'attraction de laquelle il fait venir à foy le corps *b* : Mais, parce que *a* ne s'approche point de *c* qu'il ne tende à incliner d'autant plus que l'appuy eft moins éloigné, la partie de la ligne, laquelle eft entr'eux, car fi le foûtien étoit mobile, le point qui eft arrefté auroit du mouvement per pendiculaire à proportion qu'il eft plus prés du centre de l'effort, le corps *b* qui fuit l'impreffion de ce point, fera auffi tiré par *a* davantage qu'il ne l'auroit efté en mefme temps, la ligne *a b* n'étant pas empêchée.

Si toute la ligne eft inflexible & que fes deux extrémitez ayant la liberté de fe mouvoir en tout autre fens qu'à s'éloigner ou s'approcher l'une de l'autre, un appuy *d* foit placé fous *a b* dans une diftance de *b* deux fois plus grande que de *a*, le corps *a* tendant vers *c* fait effort pour fortir de l'horizontale, & attirer dans la direction *a c* tous les poins de *a b* qui font d'une mefme continuité : mais parce qu'il n'y a que *a d* de mobile dans cette direction, toute la puif-

fance de *a* ne tranfporte dabord que
cette partie, qui tâchant de fe detacher
de *d* qui ne la peut fuivre, l'attire à
foy, & détermine auffi tôt tout *a d* vers
a. La roideur de la ligne *a b* faifant que
la partie *a d* ne s'abaiffe point audef-
fous de l'horizontale qu'elle n'éleve autant *d b*, eft caufe que toute la ligne
reçoit du mouvement perpendiculaire *a*
c, au mefme temps qu'elle eft attirée
de *b* vers *a* horizontalement : Et dans ce
tranfport l'appuy s'approche de *b* de plus
en plus : Mais fuppofons que quelque
inégalité empefche la ligne de gliffer fur
d, & que *b* ait un mouvement de *b* en
c égal & parallelle au mouvement de *a*,
ces deux volumes ne fe pouffant l'un
vers l'autre que par la direction horizontale à l'appuy, *b* doit l'emporter fur
a car celuy ci eft contraint de donner à *b*
deux degrez de viteffe, pour incliner *a b*
felon la direction *a c* autant que *b* peut
la faire pancher de fon côté, avec la
moitié de cét effort : mais *a* n'agit fur *b*
non plus que *b* fur *a*, qu'à proportion
que l'un eft capable de faire entrer dans
la direction de fon mouvement l'autre volume : fi *b* peut donc le faire avec

la moitié moins de force que *a*., celuy-
ci devroit avoir le double du mouvement
de *b* pour empêcher tout à fait qu'il
n'en fût entraîné.

a b devenant inclinée en *f g* les deux
corps *a* & *b* chargent comme par deux
rayons qui font un pareil angle sur un
mesme plan, le point qui retient le mouvement par lequel ils tendent de *g* en *f*;
tellement que si *b* y donne la quatriéme
partie de son effort, le volume *a* y perdra aussi le quart de son action, & tandant parallelement du reste, ils ont encore le même rapport entr'eux

Un corps en action ne pouvant se mouvoir qu'il ne vainque la résistance que s'oppose absolument à son transport, & un
mouvement n'en attaquant un autre
qu'autant qu'il le rencontre dans sa direction, la puissance du point *a* qui
tend à faire sortir *a b* de la disposition horizontale, doit changer la détermination de *b* par un effort d'un effet
d'autant plus grand qu'il sera dirigé de
e en *b* : Mais quelque grande que fût la
force de *a* pour mettre dans la direction *a c*
le point *b* qu'elle attire de l'appuy *d*
par la ligne *d b*, elle n'empêcheroit ja-

mais le plus petit mouvement qui se feroit de *b* en *e*, s'il n'estoit pas besoin pour se continuer, qu'il élevât le corps *a* par la ligne *d a*; je veux dire que la vertu que l'on conçoit en *a* n'agissant qu'auprés de *d* seroit toûjours emportée par celle de *b* éloignée du même appui: car celle-ci pressant perpendiculairement sur *b* qui n'est attiré d'ailleurs que par un rayon d'une obliquité indefinie appliqueroit toute celle-là sur *d* pour peu qu'elle l'entrainât : Mais comme la distance de *d* à la direction du mouvement de *b* est double de la distance du même point à la direction de *a*, une action deux fois plus grande suffit ici pour arrêter une force simple en *b*; car le point moyen entre *a d* & *d b* étant appliqué de la part de *a* deux fois plus fort contre l'appui qu'il ne l'est de la part de *b* pour élever *a*, repousséra *b* droit en haut deux fois davantage qu'il ne fait *a*, ce qui donne aux deux parties *a d* & *d b* un effort à s'entretenir dans une même inclinaison sur le plan horizontal où l'on conçoit l'appui, & à ne s'abaisser pas plus l'une que l'autre. *a* descendant d'un seul point incline autant dans sa direction toute la ligne *a b*, que le corps *b* lui feroit faire de chemin dans la sienne en y parcourant deux poins: donc toute la ligne ne panchera d'aucun côté, car dans cette situation d'appui la plus grande force attirant deux fois plus à soy tout *a b*, ne porte point l'extremité *a* plus bas que la moindre force fait l'autre bout en donnant la moitié moins de sa détermination aux deux volumes *a* & *b*.

Ces mêmes corps s'attirant mutuellement par toute la longueur de *a b*, lors qu'ils tendent à descendre chacun de son côté, peuvent estre considerez comme centre l'un de l'autre, de sorte que le plus grand attaché au point *a* trouve trois fois moins d'obstacle à son transport, quand le point *b* sert d'appui, que s'il commençoit à tomber du point *d* qui lui fait perdre par conséquent les deux tiers de son effort, au lieu que par la même raison il n'en ôte qu'un tiers à *b*, dont les deux tiers étant égaux au tiers de la force de *a* quand celle-ci est supposée double de celle de *b*, la ligne ne panchera pas plutoft vers *c* que vers *e*, par ce que *a* donne les

deux

deux tiers de son mouvement abfolu fur
d qu'il preffe par la tangente d'une ligne
courbe, deux fois plus perpendiculaire à
cet appui, que celle que *b* tend d'y décrire
à caufe de la réfiftance de *a*: l'experience
montre affez que deux corps qui ont des
efforts inégaux perpendiculaires de haut en
bas, & qui font en équilibre fur un lévier, ne preffent pas l'appui également
ni au même endroit, car fi ce point fixe eft d'une matiere un peu fouple, l'on
s'apperçoit qu'avec le tems le plus grand
pois a davantage en foncé de fon côté
le foûtien, que le moindre ne l'a dé-
primé de l'autre.

Toutes ces raifons ne fignifient autre
chofe finon que la puiffance qui tire perpendiculairement *a* & horizontalement *b*
qui étant entrainé dé *b* en *e* preffe auffi
a à l'oppofite fuivant l'horizontale *a b*,
ne tâche en aucune forte de mouvoir *b*
directement en haut, de même que l'effort
de *b* ne porte point par lui même le
corps *a* de *c* en *a*, tellement que quoique l'un d'eux ne fit aucune refiftance,
quelque degrez que l'on ajoûtât à l'autre, jamais celui ci ne l'ébranleroit s'il
étoit contraint de l'élever par une ligne
parfaitement droite.   Z

a & *b* n'ont deprise l'un sur l'autre que parce qu'ils tendent de s'abbaisser au dessous de *d* & de rendre *a b* oblique à la premiere direction horizontale, & dans cette inclination où ces deux corps s'entre attirent horizontalement le different éloignement du point fixe *d* n'empêcheroit pas qu'ils ne se mûssent seulement à proportion de leur force & de la maniere dont ils se déterminent, si *a b* étoit flexible : Mais comme je la suppose roide, & que de part & d'autre ces corps l'appliquent sur *d*, *a* venant à tirer *b*, *b d* s'oppose de toute sa longueur, & oblige la propre force de *a* de faire tenir à *b* un chemin deux fois plus perpẽdiculaire à la direction de *a*, que *b* n'en doit vaincre lors qu'il fait venir *a* contre la ligne roide *a d*, de sorte qu'il faut regarder tout leur mouvement comme se faisant sur un même point d'un plan incliné dont l'un des côtez est double de celuy avec lequel il forme l'angle droit, *b* pressant parallelement à ce grand côté & *a* parallelement au petit : Car le mouvement de *b* est perpendiculaire sur l'extremité que *a* tire horizontalement, & *b d* n'y fait aucun obstacle, pareillement le vo-

lume *a* preſſe à plomb l'autre bout que
b doit emporter pour ſe mouvoir & auquel l'action de *a* n'eſt point contraire:
Il faut donc que *a* empêche une force
ſoûdouble de la ſienne, & que *b* ſoûtien-
ne *a*, l'un & l'autre agiſſant ſur chaque
extrémité, *b* trouve deux fois plus d'eſpace à parcourir dans ſa direction, qu'il ne
ne s'en oppoſe diametralement à ſa tendance: au contraire de *a*; celuy-ci recontrant
donc au tranſport de ſes parties deux
fois plus d'obſtacle invincible que d'entiere liberté, au lieu que celuy-là peut
faire deux poins parallelement à *b e* contre un ſeul dont ſa force ſeroit obligée de
monter parallelement à *a* r, l'on doit regarder leur action comme réünie en quelque
point du plan *z* de la 7 fig. dont l'élévation
y x eſt double de celle de *x u* & concevoir
que la force de *b* tend à faire deſcendre
les deux volumes ſuivant la direction *y*
x, au moment que tout le mouvement
de *a* s'efforce de les porter de *u* en *xt*
& l'on ſçait que ſur un plan d'une telle
oppoſition un corps qui aura deux déterminations dont l'une ſoit parallele à
la hauteur & l'autre à la baſe, ne peut
reſter immobile ſi la force qui le pouſſe

Z ij

de *y* en *x* n'eſt à celle qui ſe porte parallelement à *u x*, comme la diſtance
u x à la longueur *y x*: Car la direction
du mouvement *y x* faiſant avec *y u* un
angle moins approchant du droit garde davantage de ſa quantité ſur ce plan, qui
participant deux fois plus de la détermination *y x* que de celle de *u x*, s'il arrête les deux tiers du mouvement qui ſe
fait ſuivant la ſeconde, il ôte qu'un
tiers de la viteſſe de celui auquel la premiere ne s'oppoſe point : Car le volume qui ſe tranſporte de *u* en *x* n'avance
pas d'un point par le chemin *u y* qu'il ne
ſe détourne de deux : mais l'effort qui le
dirige de *y* en *x* n'eſt retardé que d'un
point qui ſe preſente dans la direction
u x, pour en paſſer deux de la ligne *y x*.
Suppoſant donc que la puiſſance de *a*
ſoit de ſix degrez, & celle de *b* de trois,
la plus grande perdant quatre degrez
qui font les deux tiers ; la moindre
n'en employera qu'un à agir perpendiculairement contre le même point de *z*:
ainſi il en reſtera deux qui tendront directement de *z* en *y* & autant de la part
de *b* qui s'efforceront du même point
vers *u*, le plan portera cinq, & le vo-

lume commun aux deux puissances sera
pressé de quatre sçavoir de deux en def-
cendant & de deux en montant, ce qui
le mettra en repos, Car suivant ce que
j'ai dit des efforts composez le mouvement de six degrez exprimé par u x r
déterminant un corps avec une vitesse
de trois degrez dirigée par u f font un
mouvement mixte dont la direction u r
est perpendiculaire à y u, puis qu'ayant
fait le triangle u f r égal au triangle u
x y, l'angle t u r achévé un angle droit
avec y u x pareil à l'angle f u r, donc
le corps doit demeurer ferme contre x,
& ce qui reste d'opposé dans les mouvemens simples le porte autant de z vers
y que vers u : Car si l'on fait sur y u
deux triangles q z u, p y z dont q z
marque le chemin & la valeur du plus
grand mouvement & q u sa perpendiculaire contre le plan, Et p z le moindre
mouvement avec sa direction, duquel p y
soit la perpendiculaire sur y u Ces triangles sont semblables au triangle y x u,
& chaque côté de q z u est double de
chaque autre qui leur répond dans le
triangle p y z : Donc on trouvera que
u z est égal à y z, & que par consé-

qu'enfin il reste à $q z$ la puissance ou le quarré de $u z$ égal à celuy de $y z$, pour agir de z vers y autant que $p z$ s'efforce de z vers u. Si j'avois supposé dans la direction $q z$ plus ou moins de mouvement, le corps auroit glissé vers y ou vers u, parce que l'effort moyen n'auroit plus été perpendiculaire au plan, & il est tres-aisé par ces principes de sçavoir de quel degré se feroit le transport.

Car on peut dire généralement de toutes les surfaces planes qu'elles n'arrêtent aucun corps en mouvement, qu'en présentant à sa direction un obstacle invincible qui luy est comme perpendiculairement opposé, puisqu'il reste toûjours autant de mouvement au mobile qu'il luy reste d'espace libre dans sa direction en agissant directement contre le plan. Par exemple, la surface $y u$ que l'on peut concevoir formée des deux directions $u x$ & $u y$, soûtenant l'impulsion d'un corps qui se meut parallelement à $u x$ que je suppose ici double de la longueur $u y$ luy ôtera justement la moitié de sa vitesse ou de sa force luy permettant de se transporter avec le reste parallelement à $u y$: car le corps se portant con-

tre un tel plan fait à chaque moment
la moitié de l'espace qu'il auroit parcouru étant libre; il est vray qu'il fait davantage de chemin dans la directiõ xy: mais cette directiõ tient elle-même de ux, à laquelle la seule détermination de x en u s'oppose entierement: si l'on conçoit que le
corps glisse ainsi de u vers y, avec la
moitié de son effort il pourra estre retenu par une puissance égale à cette
moitié, laquelle luy estant attachée agira
librement de u en x, car la vertu absoluë du corps tendant de u vers y ne
traceroit que la moitié de la longueur
de la surface pour faire monter cette
puissance de x jusques en u: Mais
le corps étant arrivé au point z n'auroit fait dans sa direction que la moitié de l'espace qu'il auroit fait parcourir
à la puissance contre la sienne, & réci-
proquement la puissance étant parvenuë
de u en x & devant necessairement faire
faire au corps autant de chemin de y en
u ne l'éléve que d'un point contre sa
direction en descendant elle mesme de
deux.

Or c'est une observation constante
dans les Loix du mouvement qu'on n'a

de difficulté à repouſſer un corps qu'à
proportion qu'on le meut contre ſa direction, pour le mouvoir de deux degrez contre ſa tendance où il en a
quatre, il en faut juſtement ſix, & quelques uns me ſemblent avoir avancé tres-
fauſſement qu'il ne faloit pas de force
pour changer la détermination d'un corps
en action : Car ſi l'on voit quelquefois
une boule roulant ſur un plan, ſe mouvoir plus vîte quand on la détermine à
droit ou à gauche, en luy donnant quelque
impreſſion; c'eſt que l'effort que vous faites
n'a pas une direction bien oppoſée au
mouvement de la boule, ainſi cela fait
faire au corps une diagonale plus longue que les côtez : Mais ſi vous changez
beaucoup ſa détermination, il iroit bien
moins vîte qu'avec la premiere force
qu'il avoit pourvû que le mouvement
que vous luy appliquez ne la ſurpaſſe
pas de baucoup : en un mot il ne reſte
de la premiere impreſſion qu'autant qu'il
reſte de la premiere direction. Le volume
qui va de u en z & la puiſſance qui
l'attire en tandant par u x ſeront donc
immobiles ; quand celle-ci ſera ſoûdouble de la force de l'autre, & pour lors

la pointe *u* fera perpendiculairement
chargée de toute l'action de la puiſſance
& de la moitié de toute celle du volume qui donne l'autre partie au plan: Si
la puiſſance avoit eſté dirigée de *y* vers
n elle auroit encore arrêté le volume,
car elle auroit fait deux poins dans ſa
propre direction ſans eſtre obligée de
porter le volume plus d'un ſeul point
contre la ſienne, de meſme ce volume
pouvoit eſtre ſoûtenu en *z* avec la moitié moins de ſa force dirigeé de *z* en *q*,
& il ne peut eſtre arrêté avec ſi peu
d'effort que dans quelqu'une de ces trois
directions: Si l'on ajoûtoit donc au volume ou à la puiſſance quelques degrez
de viteſſe, l'un entraineroit l'autre, avec
cette différence que le volume & la puiſſance iroient de tous ces degréz ajoûtez
ſi l'addition étoit faite à la puiſſance,
au lieu qu'ils en iroient la moitié moins
vîte, ſi on les avoit donnez au volume, car le plan en auroit porté la moitié.

Afin d'arrêter le volume par une force dont la direction luy fera perdre
quelque choſe ſur le plan, laquelle ne
peut eſtre qu'entre la perpédiculaire *oz* &

la partie du plan $z\ y$: car toute force dirigée contre le plan entre $o z$ & $z\ u$ augmente le mouvement du volume vers y, à proportion que sa direction devient parallele à $u\ z$: pour arrêter donc le volume
par une force dirigée de p en z il faut
qu'elle soit à l'action du volume comme $u\ x$ à $y\ x$ incommensurable à $y\ u$,
car la vitesse dont il va dans sa direction
est à celle dont il porte la puissance
contre elle mesme comme $u\ x$ à $x\ y$: donc
ce qui reste à la puissance est égal à ce qui
reste de la force du volume pour avancer
de u vers y : Car toute cette force exprimée par $y\ x$ est à son reste comme u
y est à $u\ x$ & toute l'action de la puissance exprimée par $u\ x$ est pareillement
à son reste comme $u\ y$ à $y\ x$, donc $u\ x$
est à son reste comme à celuy de $y\ x$:
Donc ces restes seront égaux. si le volume étoit repoussé par une puissance dont
la ligne de direction fût commensurable
avec la longueur du plan, comme celle
de u en z ou $z\ m$ est moitié de $l\ z$
partie du plan, la puissance devroit être
égale pour retenir le volume : Car elle
perdroit autant que luy sur le plan &
tendroit du reste vers un côté opposé :

Si une autre puissance le repoussoit deivers
b & que le plan participât des deux tiers
de cette direction, il lui faudroit à proportion moins de degrez pour arrêter
ce même volume. Je laisse à chacun la
satisfaction d'expliquer de soy même les
autres cas on verra toûjours que les puissances dirigées contre le plan & contre le
volume font avec la force un mouvement dont la direction est perpendiculaire au plan, lors qu'elles l'arrêtent dessus:
au reste on doit corriger sur ce que je
viens de dire des plans ec que j'ay avancé
ci-dessus où je n'en parlois pas avec
éxactitude: Car ce n'est point par les
angles qu'il faut se regler puis qu'ils ne
croissent pas à proportion de la longueur
du plan & de la ligne de direction.

8. Fig. Pour revenir donc au levier, il faut
concevoir que les efforts de *a* & de *b*
s'étendent par toute la ligne *a b*, & que
l'action qui s'employe à retenir *b* en un
point de la ligne horizontale se donne toute
entiere sur l'appui, & celle qui suspend *a* à
la même élévation s'applique vers le
même endroit : car c'est ce seul point fixe
qui porte l'effort dont *a* & *b* s'attirent mu-
tuellemét par dessus *d* en bas : Mais la pre-

miere de ces deux actiõs est à tout le mouvement *a*, comme *d b* est à toute la ligne *a b* ; & la seconde à toute la force
de *b* comme *a d* à *a b*, puisque ces
deux volumes, tirant l'un contre l'autre
se trouvent dans une telle disposition que le plus grand ne tend pas
à descendre d'un point qu'en donnant
au plus petit de l'impression pour monter de
deux : Au contraire de celuy-cì qui ne va
que contre la moitié de la force absoluë de
son antagoniste, c'est à dire qui n'est
obligé d'élever le grand volume que de la
moitié de l'espace perpendiculaire dont
il tache de descendre lui même ; Ces
deux corps, dis-je, peuvent estre regardez comme pressant deux plans de differente inclinaison & se déterminant par
des efforts moyens.

J'entens que le volume *a* se mouvant
par rapport à *b* comme sur un plan *a z*
dont la hauteur est sou double de la base,
& le volume *b* n'en pouvant être attin-
ré horizontalement que contre une
direction *b y* dont l'élévation est double
de la largeur. Le premier qui ne tend à
mouvoir l'extrémité *b* que de la même
vitesse qu'il tire le bout *a* ; doit être

arrêté

arrêté avec la moitié moins de force qui le pouſſera de *a* vers *d* & de *b* vers *x* : Car en faiſant le même eſpace du côté de *a* & de celui de *b* il parcourt deux fois plus de perpendiculaire ici que là ; & par conſéquent il perd ſur l'un & l'autre bout qui tiennent lieu de poins appartenans aux plans de l'inclinaiſon que je ſuppoſe, & qui ſont ſtables à cauſe de la roideur de *a b, a*, dis- je, perd contre ces deux extrémitez une partie proportiōnée de ſa puiſſance qui fait avec celle de *b* un mouvement perpendiculaire contre *a* égal à celuy qu'elles compoſent enſemble contre *b*, de ſorte qu'il lui reſte un certain degré de libre pour tranſporter *b* & deſcendre en *t*, comme il reſte auſſi une force égale à *b* pour s'oppoſer à cette impreſſion de *a*: c'eſt ce que chacun peut voir en exaġ minant la force abſoluë de *b* & ſes rapġ ports avec celle de *a* par le chemin que j'ay pris pour connoitre l'action de cette derniere en différens poins.

Les deux perpendiculaires *a u* & *b u* que forment aux deux extrémitez de *a b* les efforts de *a* & de *b* tendant à ſe couper en un point de la ligne où ſe rencontre l'appui font que *a b* ne panche ni d'un côté ni d'un autre , & que *d* porte toute l'action qui se donne par les perpendiculaires , & à la direction de laquelle il s'oppose entièrement.

Si *b* faisoit moins de résistance, le mouvement composé seroit du côé de *a* plus dirigé de *a* vers *t*, & du côté de *b* il auroit plus d'inclination vers *y* ; tellement que *a* pourroit descendre , & *b* monter: alors *a b* s'inclineroit vers *a* , parce que les lignes de direction des mouvemens composez tendroient à s'unir en un point entre *a* & *d*, par exemple au point *s*.

Le degré qui reste à chacune des puissances *a* & *b* & duquel elles s'opposent diamétralement l'une à l'autre hors ces mouvemens composez dirigez par *a u* & *b u* est encore soûtenu par l'appui lorsque le levier est situé horizontalement: parce que cette action de *b* laquelle tend de *b* vers *r*, n'est repoussée de *r* vers *b* que par celle qui tend de *a* vers *t* & à quoy *b* ne résiste qu'en vertu de son impression qui va de *b* vers *r*: or l'appui s'oppose à ces deux déterminations & par conséquent il est chargé

comme de toute la force abſoluë de *a*
& de *b*. Mais comme j'ay marqué ci deſſus
quand *a b* devient inclinée en 1, 2; fig. 9.
les deux volumes donnent à cette ligne
un mouvement qui la pouſſe latérale-
ment de 2 vers 1, & parce qu'ils la preſſent l'un & l'autre de même qu'ils agiroient ſur des plans paralleles inclinez
2, 3 : 1, 4, chacun contribuë à ce mouvement à proportion de ſa force, je veux
dire que ſi *b* tendant à deſcendre du point
2 donnoit le quart de tout ſon effort
cortre 2, 1 : *a* deſcendant du point 1 donneroit auſſi le quart du ſien, de ſorte
que s'efforçant parallelement du reſte l'un
de 2 vers 3 & l'autre de 1 vers 4 ils
ont encore entr'eux les mêmes rapports
que toute la puiſſance de l'un à toute
la puiſſance de l'autre : ainſi ils pourront
toûjours demeurer en équilibre ſi quelque point errête le mouvement latéral;
Car leurs effors paralleles ſe ſuſpendent
l'un l'autre ſur un autre point de l'appui lequel on conçoit dans la ligne 5, 6
perpendiculaire à cette inclinaiſon, de
même que *a* & *b* faiſoient ſur *d* quand
la ligne étoit horizontale.

Si l'une des branches du levier étoit

donc inclinée comme 6, 2 & que l'autre
restât horizontale comme en 7, 6 celle-
ci l'emporteroit : Car la puissance qui
agit par 6, 2 ne s'employe pas toute à
tirer l'autre.

Si ce même bras étoit recourbé comme 6, 8, 2 ou qu'il eût tout autre figure, les rapports de la puissance qui
agit sur l'extrémité à celle qui presse sur
10 seront les mêmes que si celle-là étoit
suspenduë du point 9, lequel est perpendiculaire à sa direction dans la ligne
horizontale : Car les parties qui s'avancent
au delà de 2 n'étant point appuïées ne
diminuent aucunement de l'action de cette force, & celles qui sont entre 2 & 6
n'en ôtent qu'autant qu'elle se présentent
dans la direction du rayon 6, 2 : mais
une force au bout de ce rayon agit
comme en 9 ; puisque supposé que 6,
2 soit double de 10, 6, égal à 6, 9, elle
presse en 2 comme sur un plan dont
la hauteur seroit double de la longueur ;
Car 2, 3 est double de 2, 9, elle tend donc à
descendre d'un point dans sa perpendiculaire au moment qu'elle fait aussi monter son adverse perpendiculairement d'un
point laquelle tâche d'élever l'autre d'au-

tant par une attraction horizontale. Si le rayon 6, 2 étoit plus long ou plus court, la force qui agiroit deſſus feroit bien autant diminuée , puiſque le plan àuroit la même inclinaiſon : Mais l'autre puiſſance s'efforçant de lui faire parcourir plus ou moins d'eſpace dans cette direction du plan, la feroit au même tems monter davantage contre ſa perpendiculaire , ſi elle étoit au bout d'un long rayon, que ſi elle preſſoit ſur le bout d'un plus petit. La force qui agit ſur l'extrémité du bras incliné double de l'horizontal , doit donc être égale à l'autre pour faire équilibre.

Si l'on conçoit un appui au point 9 ſous l'extrémité d'un ligne roide & libre 10, 9, & qu'au point 10 une force tende perpendiculairement en haut , & au point du milieu 6 une autre force preſſe en meſme tems perpendiculairement en bas, il eſt neceſſaire que l'une & l'autre demeurent immobiles, ſi le mouvement de 6 vaut deux mouvemens, comme 10 : Car s'attirant mutuellement par une détermination horizontale, 10 a la liberté de faire dans ſa direction le double de l'eſpace dont elle eſt obligée de repouſſer 6 ,

Aa iij

& 6 au contraire ne se peut mouvoir que par son attraction il ne fasse descendre le point 1. deux fois plus qu'il ne s'abaisse lui-même.

L'on est surpris qu'un coup de marteau assez léger appliqué sur un extrémité de levier emportée par un pois fort lourd qui pend à l'autre bout, vainque cette force, & tourne la balance de l'autre côté, Mais il n'arrive rien en cela que de tres-ordinaire dans toutes les percussions, où les corps font un échange de leur mouvement ; ainsi le volume du marteau reçoit le mouvement dont le pois entraine le point où se fait la percussion, & y laissant sa determination il est nécessaire qu'il fasse pancher toute la balance vers lui. Des corps liquides estant versez en un mesme lieu se mettent incontinent à niveau ; Car les parties qui précédent trouvant le fond qui leur résiste s'étendent à droit & à gauche pour faire place aux supérieures que la pesanteur fait glisser sur celles de dessous qui ne présentent pas un plan tout à fait horizontal.

La disposition qu'ils ont à se repandre & à ne pouvoir être plus comprimez en un point qu'en un autre est la cause de cette expérience, qui fait voir dans un vaisseau propre à cela que l'eau agit précisément par sa hauteur & par sa base: Car les parties inférieures à la colonne de la liqueur contenuë dans le tuyau élevé, pressent à la ronde de toute la charge qu'elles reçoivent , & donnent à toutes leurs voisines un effort pour monter aussi haut que la colonne , puisque son impression se communiquant contre tous les autres côtez comme à sa base, écarte les parois du vaisseau avec une force qu'il est aussi difficile de vaincre que si la colonne avoit outre sa hauteur toute la largeur du fond: Car son mouvement se conserve par tout égal à celui dont elle pése à l'extrémité inferieure du tuyau, puis qu'il n'est point diminué par la résistance des côtez à cause qu'ils ne réfléchissent point contre la direction de ce tuyau. Mais quoique pour résister à la violence dont ils tendent de se séparer il faille employer un pois égal à celui d'une masse d'eau aussi large que le fond. & aussi haute que le tuyau , on ne doit pas dire que la puissance absoluë de la colonne soit égale à ce pois , car s'il ne la surmonte pas quand il est tant soit peu moindre , c'est que son effort se don-

nant contre ce qui lui eſt perpendiculairement oppoſé il ne repouſſe l'eau
contre la colonne que dans la proportion
du diamétre de cette colonne à celuy du
fond : de même qu'il eſt ridicule de croire qu'un poïs d'une livre attaché à l'ex-
mité d'un bras de balance cent mille fois
plus long que l'autre donne au bout de
celuy ci une impreſſion de cent mille
livres à cauſe qu'il y faut cette force
pour l'empêcher de ſe mouvoir. Car il ne
réſiſte pas à la cent milliéme partie de cette force, parce qu'à propremét parler c'eſt
l'appui qui ſoûtient tout le reſte, ainſi
qu'on ne dit pas qu'une petite puiſſance
qui fait mouvoir un grand fardeau ſur un
plan horizontal ait un effort plus con-
ſidérable que celui de tout ce poïs.

J'entrerois avec plaiſir dans le détail
de toutes ces choſes & je donnerois des
explications bien extraordinaires des plus
beaux Phénoménes de la Nature, ſi je
n'appréhendois, & avec ſujet, que tous
ces ſyſtêmes qui me paroiſſent fort plau-
ſibles & dont je me croy le premier inven-
teur ne ſoient des productions d'une imagination qui s'étant laſſée à s'agiter &
ſe tourner ſans rien trouver de ſolide a pris
enfin ſes propres idées pour les ſeules

réalitez : Auſſi quoique en pluſieurs endroits de ce traité, il ſemble que je parle d'une maniére un peu déciſive, je ne me fais pas garant de tout ce que j'y ay avancé. On s'échauffe toûjours trop ſur des queſtions difficiles, & l'on ne ſe tient jamais dans les juſtes bornes : pluſieurs opinions que j'ay ſuivies aux premiéres lueurs paroitront outrées ou ridicules à ceux qui les regarderont deſang froid: Mais il eſt du devoir de tout homme qui veut ſe conduire par ſa raiſon, & faire un progrez aſſûré dans ſes études d'eſſayer toutes ſes forces à rencontrer de l'évidence & de la conviction dans les premiers principes qu'on n'a pas encore aſſez bien éclaircis.

Eſtant donc perſuadé que dans ces matieres les plus obſcures de toutes on me pardonnera quelques égaremens ſans mépriſer ce que j'auray apporté de vray ſemblable, je propoſe ces conjectures avec toute la docilité d'un Académicien: qu'on les examine, & qu'on m'inſtruiſe avec le des-intéreſſement d'un Philoſophe.

FIN

ADDITIONS ET CORRECTIONS

P Age 7. *ligne* 18. les uns fur les autres *lifez*
les uns audeſſus & fort prés des autres
p. 8 *ll.* 2 & 3 qui environnent *l.* des environs
ll. 8 & 9 duquel nous n'avons formé *l.* tel
que en nous avons formé p. 10 *l.* 14. impreſſions *ajoutez* fur cet endroit où l'on fent p.
15. *l.* 9. la *l.* cette p. 20. *l.* 11. roides *aj.* tant
par leur nature, que par ce rets qui les aſſem-
ble & par quantité de petites fibres qui les tra-
verſant de tous côtez empêchent qu'ils ne s'abba-
tent & ne s'entrâſſent. p. 27. *l* 3. *les fecrettes l.*
les plus fecrettes p. 29. *l.* 18. & plus *l.* & les
plus p. 33. *l.* 10. l'un *l.* l'une p. 36. *l.* 4. avance *aj.* car aprés que ſon impreſſion les a tra-
verſées elles ſe débandent toutes contre la partie
qui le touche ; ce qui doit le tranſporter
ou l'enfoncer p. 37. *l.* 21, *effacez* toûjours *l.*
23. paſſe *a.* toûjours pr 43. *l.* 17. trop graves
l. trop bas & trop graves ; ainſi moins les
flûtes font percées, plus il nous ſemble que
le ſon qu'on y forme ſoit loin de nous. p. 45.
l. 13. inſtant *aj.* Car le mouvement de la premiere ſe communique facilement dans le lieu
de la ſeconde p. 47. *ll.* 14. & 15. uniforme *aj.*
& moyenne *l.* 21. conformes *aj.* lors qu'ils ſont
également perpendiculaires à l'un & à l'autre
l. 21. ſon *aj.* lorſqu'ils en frappent une plus à
plomb, les ſentimens foibles de l'autre ſont
apperçus fous la forme d'une étenduë qui mar-
quera la diſtance 51. *l.* *derniere* & *l.* outre que
p. 54. *l.* 23. de *l.* des. p. 56. *l.* 12. toutes *aj.*
les. p. 60. *l.* 2. ne *l.* en *l.* 8. tout *aj.* de meſ-

me le feu rougiſſant les corps leur donne un
peu de diaphanéite, en leur communiquant
une ardeur qui débaraſſe leurs parties les unes
des autres, & ce mouvement qu'elles ont de
tous côtez réfléchiſſant de deſſus d'autres corps
appliquez par derriere nous en apporte l'image, qui peut auſſi traverſer un fer rouge, par
une lumiere differente de celle du feu, laquelle trouvera les parties de ce corps tres faciles
à eitre déterminées ſéparément lorſqu'il n'eſt
pas froid; ceſt á dire lorſqu'elles ne ſont pas
tellement compliquées que l'une ne puiſſe ê-
tre pouſſée ſans tranſporter l'autre p. 61. l. 11.
côté aj. avec une viteſſe proportionnée à la
force du choc & à la fermeté du reſſort de
la planche p. 62. l. 4. maſſe aj; & en dureté l. 8. eſt il l. ſeroit-il l. 17. Et l. s'ils étoient
ramâſſez par un verre de moindre ſolidité, ils
agiroient encore moins : Car le mouvement
imprimé par un corps tres-dur doit être plus
violent : Et p. 65 l. 3. un point qui l. chaque point de ce corps lequel ll. 7. & 8. du
corps l. de l'endroit l. attire vers le l. tenoit
à une certaine diſtance du l. 21. la peſanteur
de ces l. ces eſpeces de l. 22. le l, les l. 23.
les l. le p. 68. l. 22. en bas aj. ſi le premier
étoit de bas en haut p. 69. l. 12. autant aj.
ou plus l. 20 réflexion aj. & qui en produira
avec le reſte du mouvement direct un autre
compoſé plus fort que celui-ci l. 23 prouve l.
éprouve p. 70. l. dern. du l. ou *le chiffre des
pages ſuivantes commence par* 81. *au lieu* 71.
p. 83. l. 21. élancé l. élancée l. 25. plans aj.
tres-ſtables p. 84. l. 6. mêmes l. donc l. 7.

rayons *aj*. & à leur obliquité: Car si la lumiere de l'air est tres foible elle se rompra dans
l eau à peu prés comme dans le verre de même si elle est fort oblique : Car elle aura peu
d'action contre la surface. Si le milieu où les
rayons se transmettent étoit vuide, c'est à dire
que ses parties n'eussent ni dureté ni mouvement contraire, elle y suivroit toute sa direction; c'est pour cela qu'il en refléchit fort
peu d'un milieu tres divisible ou tres fluide,
& qu'elle y est portée plus loin, parce que
les corpuscules qui le composent se laissent aller à tout ce mouvement. Si le milieu a ses parties fort agitées & sans liaison les unes à l'é-
gard des autres, la lumiere s'y insinuera plus
difficilement suivant sa profondeur que suivant sa
largeur ; Car la premiere partie qu'elle mo-
difiera étant peu compacte n'ira pas beaucoup
contre la perpendiculaire , dans laquelle plus
de parties résistent à la fois & ne peuvent
non plus être resserrées que les parties d'un
corps dur ; ainsi le rayon dont la détermination dépend de celle qu'elle peut avoir s'eloi-
gnera bien plus de cette perpendiculaire dans
sa route ; que si elle faisoit partie d'un plan
plus serré ; de mesme qu'une bale de plomb &
une autre de laine, allant d'un mouvement
égal contre une pareille résistance qui leur est
oblique , la premiere y enfonce davantage
que l'autre suivant sa direction. On peut aussi
comparer les rayons agissant sur le verre ou
sur l'eau à un bâton que l'on pousse contre
une table de bois ou contre un cuir épais &
souple, le bâton donne à la partie de la table

ble qu'il presse un mouvement qui la porte bien plus suivant sa perpendiculaire que suivant toute autre ligne, au lieu qu'entrant un peu dans le cuir il fait un commencement de canal d'une direction plus oblique; & se portant contre le fond il forme une bosse directement de l'autre côté p. 88. *l.* 18. penetrent *aj.* puisque l'extremité des conduits par lesquels ils sortiroient de l'eau se trouve ouverte en ligne directe avec d'autres qui sont dans le verre où ils passent p. 89. *l.* 20. qu'un *l.* que la flame d'un *l.* 21. *effacez* la flame p. 90. *l.* 7. pousse *aj.* presque p. 99. *l.* 20. foulant *l.* foule *l.* 22. lieu *aj.* & nous les fait comme sentir les unes dans les autres *ll.* 23. & 24. les unes à l'égard des autres *l.* entr'elles p. 100. *l.* dern. pression *aj.* c'est à dire que l'image qui se peint à la premiere surface n'est pas fort différente de celle qui se produit au milieu, & l'on ne commence à perdre la trace de l'objet en lui substituant l'idée d'un espace, qu'aprés qu'elle a atteint les dernieres parties. Le corps de la vitrée ne paroît pas beaucoup étendu quand les images sont presque aussi fortes à la fin qu'à son entrée; Car comme on ne reconnoît que la mesme cause qui presse cette humeur, si cet objet est encore tresvif, quand il est bien avancé, il ôtera du lieu qu'il occupe la sensation d'étendue dont nous aurions éloigné son espece qui pour être multiple en soy ne paroît pas agir en differens endroits, quand son actió s'y fait d'une directió égale & dans un temps qu'il nous est impossible de diviser p. 101. *l.* 14. disposez *l.* disposées p. 103.

Bb

l. 26. ils feroient tous *l.* les uns ou les autres feroient *p.* 104 *l.* 9. toute la *l.* la plus
nette *l.* 26. parties *aj.* d'air *p.* 107. *l.* 8. avancent *aj.* & s'amâſſent *l.* 25. rapide *aj.* car les
obſtacles qu'il rencontre ne varient point la
ſituation de ſes parties les unes à l'égard des
autres *l.* 27. vitrée *aj.* étant comme immobilement affermies d'un côté contre la vitrée
& de l'autre contre le fond de l'œil *p.* 108.
l. 1. foibles *l.* divers *l.* 2. deux *aj.* éloignez du lieu
où le mouvement direct a commencé & de
celuy d'où il réfléchit *ll.* 7. & 8. plus comprimez qu'à l'ordinaire *l.* comprimez par les
efforts directs & réfléhis *l.* 14. mur *aj.* parce
que le fond en fera moins capable de repouſſer *p.* 109 *l.* 11. car *aj.* de pluſieurs efforts
qui ſe font en une même place on ne penſe
guéres qu'au plus grand, les autres empêchant
ſeulement qu'on ne le voye dans la derniere
diſtinction. Et *l.* 12. il *l.* l'objet *p.* 111. *l.*
24. ſclérotique *aj.* à la cornée *p.* 112. *l.* 4. rideau *aj.* en ſe retirant d'autant plus vers la
circonference, que la cornée & la ſclérotide
s'amoliſſant pour lors preſſent moins cette partie *l.* 26. les *l.* des *p.* 113. *l.* 25. de *l.* d'entiere
p. 114. *ll.* 9. & 10. extrémitez *aj.* puiſque
chaque point de l'objet domine ſur quelque
point de l'organe *l.* 13. lumiere *aj.* qui ne
s'imprime plus ſur tant d'eſpace *p.* 117. troublent
aj. & ſe compoſent *l.* 10. frappez *aj.* & que
les rayons occupent plus d'étenduë à proportion de leur nombre *p.* 120 tournent *aj.* enſemble ſelon que la veuë eſt plus fixe *l.* 9.
qu'ils *l.* qu'elles *l.* 25. ſentie *aj.* & chacun a

pû éprouver que certains objets disparoissent quand on ne les regarde que d'un œil, lesquels seroient apperçûs en ouvrant les deux yeux: Car outre que l'image qui se fait dans un œil augmente celle qui se fait dans l'autre à cause que ces organes s'accordent, l'Ame conçoit plûtôt une impression dont elle est avertie par plusieurs endroits *p.* 121. *l.* 17, messen *aj.* ainsi qu'il arrive quand on ne se sert point de verres à facettes. *p.* 123. *l.* 7. comme *l.* & *l.* 19. voisines *aj.* ou bien leur cornée poussée en deux poins presque contigus n'étant pas assez ferme n'imprimera qu'un mouvement composé qui agira comme d'un seul objet *p.* 126. *l.* 8. les *aj.* deux *ll.* 8. & 9. beuveur *aj.* qui est seul dans un œil *p.* 127. *l.* 14. & *aj.* de telle sorte que les yeux se tournant de ce côté le droit perd de vûe le côté gauche du bâton qui est à droit, n'appercevant que le côté droit du bâton, qui est à gauche, & l'œil gauche tout au contraire: Ainsi chaque œil ne distingue qu'une moitié de chaque objet; & l'œil gauche par exemple, qui ne voit que la partie gauche du bâton qui est de son côté & la même de celuy qui est à droit, sans découvrir ce qui est entre deux dont les rayons glissent sur le bord de la prunelle lequel est vers le nez, les unit l'une à l'autre dans un lieu moyen, & l'impression que l'œil droit reçoit étant apperçuë au même lieu, l'on ne reconnoît qu'un objet *p.* 128. *l.* 5. flambeau *aj.* qui est rapporté par un œil dans un certain lieu & dans un autre par l'autre, parce que ses rayons se

Bb ij

divisent & sont rejettez vers le petit coin des deux yeux *l.* 18. ou au contraire *l* & de même *l.* 25. quelque espace *l.* plus d'espace & s'étendant *l. dern.* endroit *aj.* auquel les yeux se tournant en se fixant vers l'objet unique qui se rend sensible dans les organes , antérieurement aux deux chandelles, dont il n'empêche point les rayons decouvrir presque toute la partie exterieure des deux vitrées qui les confondront par consequent en une unité de lieu , lors qu'elles s'approcheront l'une de l'autre *p.* 131. *l.* 9. d'autres *l.* des autres qui en paroissent obscurcis *l.* 18. voyons *l.* voyions *p.* 132. *l.* 18. objets *l.* corps *l.* 22. d'autres *l.* ces autres *p.* 135. *l. dern.* fortifié *l.* rarefié *p.* 136. *l.* 1. plus fixes *l.* en moindre agitation *p.* 139. *l.* 5. imprimez *l.* qui se traînent. *p.* 140. *l.* 25. semblable à *l.* qui ne differe que du plus au moins de celuy qu'il a quandil produit *p.* 142. *ll.* 8. & 9. espace *aj.* sans couleur *p.* 144. *ll.* 8. & 9. en second lieu *l.* à la seconde *p.* 147. *l.* 24. qui passe *l.* qu'on croit passer *p.* 151. *l.* 18. vitrée *aj.* ou dans le cristalin , ou plûtost sur la cornée qui en est émuë à douleur *p.* 153. *l.* 9. immaniable *l.* impalpable *p.* 155. *l.* 21. œil *aj.* un objet qui lui est perpendiculaire *p.* 165. *l.* 7. font *l.* soit *p.* 167. *l.* 24. délicats *aj.* cette crasse peut bien aussi avoir été exprimée des humeurs pendant les premiers jours de la vie, par la force des rayons de lumiere qui commençoient d'agir sur ces organes : Car c'est une observation constante qu'elles sont toutes brouillées dans les fœtus & dans les enfans nouveaux nez ; l'action des

objets lumineux aura donc pouffé peu à peu
cette lie contre les côtez & le fond des yeux
en les rendant plus clairs & plus capables
de s'y faire recevoir *p.* 171. *l.* 3. rayons *aj.*
fans rien mettre entre-deux: Car l'image eft bien
plus diftincte quand il n'y a que de l'air entre un verre convexe & le papier qui la reçoit que s'il y avoit quelque fubftance plus
groffiere *p.* 174. *l.* 13. de deux *l.* plufieurs *p.*
175. *l.* 6. diftincte *l.* droite *l.* 17. qu'ils *l.*
qu'ordinairement ils *p.* 177. *l.* 18. qu'ils *l.*
qu'elles *p.* 181. *l.* 6. manieres *aj.* qui ne peuvent confifter de la part du corps qu'en des
impulfions directes qui peignant la figure des
objets avec un certain ébranlement produifent
dans l'Ame une fenfation agréable ou pénible
que l'on confond dans cette figure ; de même que fe chatouillant ou fe bleffant lors qu'on
paffe fur fes lévres les barbes d'une plume ou
une feuille d'ortie, nous répandons naturellement dans les corps le plaifir ou la douleur
que l'on fe fait *p.* 184. *l.* 27. connoiffons *aj.*
de plus exact *p.* 189. *l.* 3. objets *aj.* car afin d'appercevoir une grande étenduë dans une peti-
te image, il faut bien diftinguer toutes les
parties qu'elle comprend *l.* 16. exprimeroit *aj.*
& fi en examinant avec les yeux la trace
qu'un petite boule aura laiffée fur nos doits
entre lefquels nous l'aurons preffée, nous ne
voyons point tout à fait la figure que nous
lui attribuons par le toucher, c'eft que les fibres
de ce fens n'étant émues que par des figures
groffieres & immediates, ne peuvent diftinguer
des traits un peu cachez comme fait la vûë;

Bb iij

& quand des figures font dans l'œil auffi grandes qu'on les voit, les parties de la vitrée
qui les portent n'ont pas de mouvement qui
puiffe reprefenter autre chofe à la vûë ; Car
leurs fibres font homogénes & tres interieurement fufceptibles de la détermination des
rayons p. 192. l. 18. eux aj. Car les mêmes
objets font toûjours les mefmes impreffions
differentes de toute autre, fur quelque corps
que ce foit où ils s'appliquent p. 194. l. 19.
mufcles aj. & des vifceres l. 21. & l. ils retiennent auffi les pores & les vaiffeaux ouverts
afin que le fang ait la liberté de couler, & que
les parties puiffent fe nourrir & faire leurs
fonctions & p. 197. ll. 25. & 26. femblable aj.
il y a donc quelque apparence que les mufcles font plus ordinairement déterminez par
des caufes exterieures qui les preffant par dehors font couler dans tous les interftices ou
les pores des fibres folides charnuës des particules de la liqueur amaffée fous les membranes ou au voifinage, compriment les gros
vaiffeaux qui ont bien moins de force & lefquels étant def-emplis font paroître tout le
mufcle bien diminué quoique la chair en
foit en convulfion : Cette multitude prodigieufe
de fibres déliées s'écartant & fe preffant mutuellement de tous côtez tire avec violence
tout ce qui tient au mufcle, de même qu'une
corde imbibée d'eau attire le poїs qui lui eft
attaché : Aprés ces contractions, le mufcle
deftitué de fang ne pouvant pas long-tems ré-
fifter à l'effort de la liqueur des artéres qui
tache d'y rentrer, fe relâche : Car il en eft en

celà de tous les muscles comme du cœur p.
198. l. 16. Ame *aj.* on n'est réellement uni
à son corps que comme à un objet fort proche
& actuel l. der. ressorts *aj.* pour se faire appercevoir p. 199. l. 20. que *aj.* nous nous ressou-
viendrons par la vûë d'avoir apperçû cet objet, & une espece de douleur semblable à celle de la jambe, se faisant vers l'extremité qui
reste, l'œil raportera le pié à son lieu ordinaire qui est à peu prés celui de la douleur présente, ou bien ll. 26. & 27. mais le
consentement devoit l. car toutepartie peut absolument faire la fonction ou exciter la sensation
de toute autre , & c'est une démonstration
metaphisique contre un nouveau Phisicien ,
que l'on sent, l'on imagine , l'on se ressouvi
ent & l'on juge ordinairement dans le même
lieu & aux mêmes occasions, puis qu'une imagination forte est une véritable sensation ,
ainsi l'on sent la douleur d'une jambe cou-
pée dans le lieu où l'on pouvoit la sentir & où
l'on l'y sentoit mêmes quelquefois quand le
corps subsistoit en son entier : Mais le consentement des parties doit, ce semble p. 202.
ll. 27. & 28. images *aj.* chacune en son lieu
p. 203. l. 3. qui *aj.* nous plaît , qui l. 5. elle
aj. à l'augmenter p. 206. l. 15. pensées *aj.*
outre qu'un effort se compose aussi quand il
y en a plusieurs causes p. 208. l. 7. l'autre *aj.*
& cet enchâinement de sensations qui se reveillent ordinairement ensemble l. 18. toute l.
tous les anciens& l 20. d'autres *aj.* qui fussent essentielles à telles & telles especes de
sensations en particulier ou à toutes ensemble,

P. 210. l. 7. mettre hors l. croire exterieur aux dehors mesmes qui sont p. 211. l. 10. connue l. connus l. 25. inseparable aj. rien n'éxiste qu'avec la connoissance ; je veux dire qu'il y a contradiction que l'on puisse attribuer une existance positive à un être auquel on ne pense point ; Ainsi toutes choses sont necessairement connues ! Il est tres-impossible qu'un arbre ou une table, de la douleur des couleurs, comme tels ayent jamais la proprieté de connoître. Mais parce que la simple qualité de penser est en soy une notion vague qui a un rapport essentiel à tout ce qui est connoissable, comme ce qui peut être connu en a un à ce qui peut connoître, elle demande pour subsister un objet particulier qui la forme & la fixe, & reciproquement tout objet n'a d'actualité que dans l'esprit : la conscience se trouve generalement dans tous les pensans qui ne peuvent être réellement distinguez qu'en ce que l'un voit une chose & l'autre une autre, l'un sent une admiration, l'autre une douleur, un arbre choses tres-differentes de la conscience qui devient exterieure à elle-mesme au moment qu'elle se conçoit, car tout terme est éloigné du principe de l'action. Si l'on ne doit attribuer à une chose que ce qu'elle represente formellement, on ne pourra pas dire à la rigueur que les objets sont des modifications de la pensée, de mesme que l'on ne voit point de pensée ou de conscience dans aucune des déterminations de la pierre, une telle couleur n'exprime que cette couleur. Mais parce que la douleur ou la joye ne sont rien

ſans eſtre apperçues , & que la perception eſt
un être incomplet, ſans la joye, ſans la douleur &c. qui l'individualiſent, la penſée & ces
objets conſtituent réellement une meſme exiſtance p. 213. l. 9. attire *aj*, Car on nomme
toûjours charmant & agreable ce qui nous
enleve en nous donnant mille mouvemens qui
s'accordent, ſoit que les ſentimens qui s'en
excitent chacun à part ſoient douloureux ſoit
qu'ils puiſſent nous réjouir : Car en general il
y a beaucoup de ſatisfaction à ſe ſentir tout
tranſporté ſoit en fuyant ſoit en nous approchant, de nous meſmes, & ce ſeul état ſemble penible où l'on a des ſenſations qui ſe
combattent & qui font des efforts tout contraires ſur la meſme partie p. 214. l. 6. moy
aj. ou les multipliant en autant d'eſpeces que
j'ay de connoiſſances ou de ſentimens differens p. 217. l. 24. préſent *aj*. chaque choſe eſt
ſi bornée que rien ne dépend d'elle que ce qu'elle exprime formellemēt dans ſoy: la volonté que
j'ay de remuer mon bras n'eſt point attachée au
mouvement de ce membre, & meſmes la ſeule
puiſſance de produire quelque choſe en exclut
l'exiſtance, puiſque le pouvoir & l'acte ne ſont
pas compatibles p. 218. l. 26. compoſitions *aj*.
les Philoſophes d'aujour d'huy admirent la ſtupi-
dité d'un païſan qui ne ſauroit comprendre
qu'un arbre ou un chien ne ſoient compoſez
que d'une multitude de fibres & de corpuſcules de meſme nature & qui different ſeulement
par le mouvement & la figure : Mais ne ſont-
ils pas eux meſmes auſſi admirables d'être continuellement dans la ſurpriſe de voir que des

objets qui n'ont que du mouvement contre
nous, irritant les fibres maſſives de nos corps
lorſque nous y penſons le moins nous cauſent
des idées & des paſſions ſi fortes : Car ont-
ils bien comparé les unes avec les autres ces
idées ſimples & ſuperficielles de figures, & de
nombres, de couleur, de chaleur, de dureté
qu'ils ſentent en tout tems dans les parties
animées & leſquelles courent inceſſa-
ment d'un endroit à l'autre, pour s'aſſurer de
ce qui peu réſulter de la combinaiſon, du
mélange & du dérangement, de l'augmentation & de la diminution que les objets ſont
capables d'en faire en tous les lieux où nous
pouvons ſentir : deux liqueurs dont l'une ſera
acide & l'autre amére occupant divers côtez
de la langue nous donnent deux gouts differens
& des-agreables: mais ſi ces ſenſations ſont obligées de changer de place & qu'elles viennent
à s'unir & à s'incorporer aux mêmes fibres de
cet organe, elles y formeront une ſaveur
douce. Concevant chacune de ces choſes en
elles-meſmes elles paroiſſent d'une nature differente de ce qu'on ſent quand elles nous
touchent enſemble ; Car on ne peut jamais bien
connoître ce qui reſulte de l'aſſemblage de
diverſes ſubſtances, quand on eſt trop attentif
à ce qu'elles font chacune à part, de meſme
qu'une maiſon qu'on a la peine de conſtruire
ſoy meſme par l'eſprit des divers materiaux
même tout taillez, ne ſe repreſente point comme on la voit quand elle eſt ſur pié p. 227. l.
21. égal aj. ce qui parcourt une lieue dans
une minute me paroiſt en faire deux, quand je

le joins à deux minutes confecutives *p.* 229.
l. 17 voyez la premiere figure. p. 233. *l.* 5. facilement *aj.* tous les corps que l'on voit immediatement appliquez à un autre font les
caufes prochaines de la refiftance qu'il fait à
fa divifion ou à fon tranfport & l'on ne doit
recourir à la matiere fubtile que lors qu'on
ne voit rien de fenfible aux environs, les parties exterieures font les caufes de la dureté des interieures *p,* 235. *l.* 8. l'un *l.* de celui-ci.. l'autre
aj. qui peut continuer à fe mouvoir de lui-
mefme *l.* 15. l'autre *aj.* quand ils font durs l'un
à l'égard de l'autre *l.* 25. augmentation *aj.* de
mouvement *p.* 236 *l.* 7 *c* vers *l.* vers *c, p.* 238. 12.
extenfion *aj.* & qu'ainfi une figure n'eft jamais mife en mouvement que par une figure
toute égale qui fe tranfporte contre elle 239.
l. 10. pas *aj.* mais fans fuppofer de fi grans
mouvemens dans les corps durs on peut dire
que la partie anterieure de *b* ne pouvant enfoncer dans la poftericure de *c* que celle-ci ne s'avance autant dans l'autre, la détermination de *c*
fera reçûë auffitôt dans *b* que celle de *b* dans
c : Mais les parties qui dans *c* précedent immediatement toute la derniere font dans la
mefme néceffité de recevoir d'abord fa nouvelle impreffion en lui laiffant leur mouvement
plus foible, ce qui fe faifant jufqu'à celle qui
les devance toutes, la percuffion fe produit en
un moment de la partie poftericure & par
conféquent de toutes les autres de *b* à l'anterieure de *c* laquelle tendra à fe mouvoir dabord de toute l'impetuofiré de *b* ; fi tout le
folide de *c* étoit fans aucun mouvement, *b*

le traverſeroit avec ſucceſſion comme un eſpace
vuide, car en changeant la modification d'une
des parties de _c_ il ne produit rien encore dans
les plus anterieures ; mais lors qu'elles ſont
toutes en un effort égal l'une contre l'autre, la premiere ſuperficie de _b_ recevant à
l'inſtant du choc toute l'action qui tend de _c_
contre elle, communique ſur le champ à toutes celles qui viennent enſuite cette determination qui ſe tranſporte contre _b_ avec la mé-
me viteſſe qu'il ſe meut vers _c_ : Mais certe rapidité, qui n'étant produite que par la réſi-
ſtance actuelle de _c_, diſcontinue quand _c_ ſe ſé-
pare ne ſert qu'à mettre _b_ dans une immobilité où il eſt entretenu par les efforts de dureté qui neceſſent point p. 243. l. 1. effacez
a ll. 5 & 6. eff. de ceux l. 7. e aj. auſſi bien que
f l. 20 avec l. dans l. 17. tâche aj. de p.
244. l. 7. double aj. en force p. 245. l, 9.
eſt une ſuite l. peut ſe faire dans la ſuppoſi-
tion du repos ou p. 246. l. 16. l'autre aj. je
veux dire par là que le reſte du mouvement
de _c_ vers _l_ tend de _c_ en _p_ & le reſte de l'autre de _c_ en _o_ ; Car il faut remarquer qu'il ſe
conſerve de la direction ou de l'eſpece du
mouvement comme de _c_ en _l_ quand le mobile ſe tranſporte vers quelque part au deſſous
de _i b_ & il ne s'oppoſe à un effort qui tend
audeſſus qu'à proportion que cette tendance
eſt parallele à celle de _l_ en _c_.

Le mouvement ne continuë dans noſtre air
dont les parties ſont dures ou preſſées en tous
ſens que parce qu'un corps ayant donné toute
ſon impreſſion à des corpuſcules anterieurs,

ceux

ceux de derriere n'étant plus soûtenus pouſſent devant eux ce grand volume, outre que
pluſieurs parties chaſſées 1éfléchiſſant de celles
qui ſont encore plus anterieures reviennent par
derriere augmenter ce mouvement. Pour expliquer ce que l'on nomme peſanteur dans l'air
& dans les corps plus ſenſibles, on peut dire
que parmi cette diverſité infinie de tranſports de
matiere qui forme dans l'univers un nombre
infini de toutes ſortes d'arrangemens , il a
pû arriver que quantité de volumes qui avoient
des efforts de tous côtez , étant outre cela
emportez vers un certain centre. s'y ſoient
choquez de telle maniere que les plus petits &
les moins compactes en ayent été repouſſez plus
loin , & que la pouſſiere qui s'eſt du produire
dans leur concours chaſſant toutes ces maſſes à
la ronde , ſes parties ſolides & tres - fermes
s'agitant fortement l'une contre l'autre dans ce
centre elles y forment ce qu'on appelle ſo-
leils, autour d'un deſquels noſtre terre tournant
preſſe autant vers ce centre qu'elle en eſt repouſſée d'un autre côté , & comme toutes ſes
parties avec celles de l'air ſont étroitement
ſerrées par des efforts égaux en tout ſens qui cauſent ſa dureté, un corps qu'on en détache & qu'on
pouſſe en haut tédra à deſcédre & à s'y réünir avec
d'autant plus de mouvement qu'il ſera compacte
& preſſé, car pluſieurs parties de ce corps ſe
pouſſant les unes les autres dans une meſme
direction vainquent bien plus aſſément ce qui
s'oppoſe , & lors qu'elles ont perdu leur mouvement en quelque endroit les parties d'un autre
qui leur ſont attachées y communiquent leur ef-

Cc

fort, au lieu que les molécules de l'air trop
divisées ne s'entraident pas ainsi: le ressort des
parties de tous les corps durs à la mesme cause que le mouvement de ces corps vers la
terre. Et l'on voit qu'entre ces parties les
plus dures & les plus liées sont plus difficiles
à enlever & qu'elles reviennent plus promptement & plus avant dans leur corps. La vitesse de la chute des corps croît jusqu'à un
certain degré, car plus ils acquierent de mouvement, plus ils deviennent compactes, & plus
ils sont propres à suivre toute l'impression de
la pesanteur : Mais elle cesse d'augmenter
quand elle est venuë à un tel point que l'air
pressé à plomb n'auroit pas le tems de réfléchir vers les côtez & de se fendre pour leur
faire place s'ils alloient plus vîte : ou bien
lors que l'air de dessus ne les peut pas suivre plus
promtement p. 249. l. 8. immobile aj. si
tout le monde étoit composé de parties dures
le mouvement se communiqueroit en un instant à l'infini , & un seul en produiroit d'autres de tous côtez : Car un corps ne se trans-
portant pas sans en faire circuler plusieurs autour
de lui, ce cercle fera effort en chaque point suivant toutes ses tangentes p. 250. l. 4. force aj.
ou plutôt d'une semblable & de pareille direction p. 251. l. 7. percussion aj. la mémoire
paroît fondée sur l'ordre que gardent tous les
mouvemens dans une même partie : Car lorsqu'un organe a été une fois ému par quelque
objet il en reste toûjours un effort qui est
un mouvement invisible lequel y entretient la
mesme combinaison & la mesme forme de

fentimens, de figures &c. Mais les actions
qui fe font fans cesse au mefme endroit ef-
facent peu à peu les arrangemens qu'à fait la
premiere & leurs traces affoibliffent à proportion qu'elles fe fortifient ou s'ajoûtent les
unes aux autres cette impreffion de l'objet qui
en paroît pour lors abfent, Car fon feul effort s'uniffant avec plufieurs affemblages de
differentes fortes d'impreffions , produit plufieurs fenfations qui l'expriment uniquement
mais qui font plus foibles felon qu'on la conçoit avec un moindre nombre de ces efforts,
lequel fait comme partie d'un plus grand, &
celui-ci d'un autre encore plus augmenté, &c.
tous lefquels compofent enfin celui où l'on a
fentiment interieur de fon actualité, joignant
dans chaque autre l'idée qu'on a de foy comme
penfant *p.* 255. *l.* 15. d'effet *l.* fon effet entier
p. 255. *l.* 15. toute *aj.* on concevra facilement
ment l'action relative d'un corps fur un
plan par le volume *a* de la premiere fig. Car
s'il eft pouffé vers *e* contre un plan immobile
ghe il y perdra tout fon mouvement, parcequ'il va directement contre la perpendiculaire
de ce plan: Mais s'il eft porté par *g f*, *h e* obliques, on voit bien que ce mouvement figuré par
le volume n'y avancera qu'en faifant quelques
poins dans la direction du plan , fuivant
lefquels il traînera le corps de *h* en *g p.* 263.
l. 20. *a aj.* car le levier tend à faire la figure *l d m. l.* 10. déterminent *aj.* c'eft à dire
felon que la partie foûtenuë de *a b* s'oppofe-
roit à la defcente de ces corps en réfiftant à
l'un avec la force dont l'autre la tireroit de fon

côté, & à celui-ci avec elle dont celui là l'entraîneroit vers le sien *p.* 269. *l.* 17. car *l.* pour connoître tout ce ci dans la derniere précision il faut que ces deux puissances exprimées par des lignes qui représentent la détermination de chacune & le rapport qu'elles ont entr'elles soient réduites uniformément dans chaque point des lignes perpendiculaire & parallele au plan, desquelles on conçoit que participent l'un & l'autre de ces mouvemens qui n'ont point de proportion numérique avec la quantité de ces lignes : Par exemple *p.* 270 *l.* 1. le *l.* la racine que *q z* contient du 274. *l.* 12. puissance *aj. p z* aprés la perte qu'elle fait sur le plan *l.* 15. par *aj. q z* égal à *l.* 17. par *aj. q z* égal à *p.* 275. *l.* 5. volume *aj.* ainsi une force dirigée de *y* vers *h* les deux tiers de la direction *y l,* se porteroit des deux tiers de tout ce qu'elle vaut, de *y* en *u p.* 276. *l.* 4. *a b, aj.* car *a* s'efforçant d'élever le point *b* qui seul lui résiste dans *d b* se perdroit seulement des deux tiers sur *d* en repoussant *b* du reste, si *b* n'avoit qu'une immobilité à monter sans effort à descendre : toute la force en *a* pour mouvoir ces corps est à une pareille force en *b* pour ce mesme mouvement, comme l'espace qu'elle peut faire là dans sa direction est à celui qu'elle y peut faire ici en mesme tems : Or ces espaces sont entr'eux comme *a d* à *d b l.* 16. dis-je *l.* à l'un desquels il faut donc une force double de l'autre pour estre en équilibre *p.* 284 *l.* 14. reste *aj.* comme tous les côtez du vaisseau reçoivent l'action du pois laquelle ne se peut donner contre l'embouchûre du tuyau.

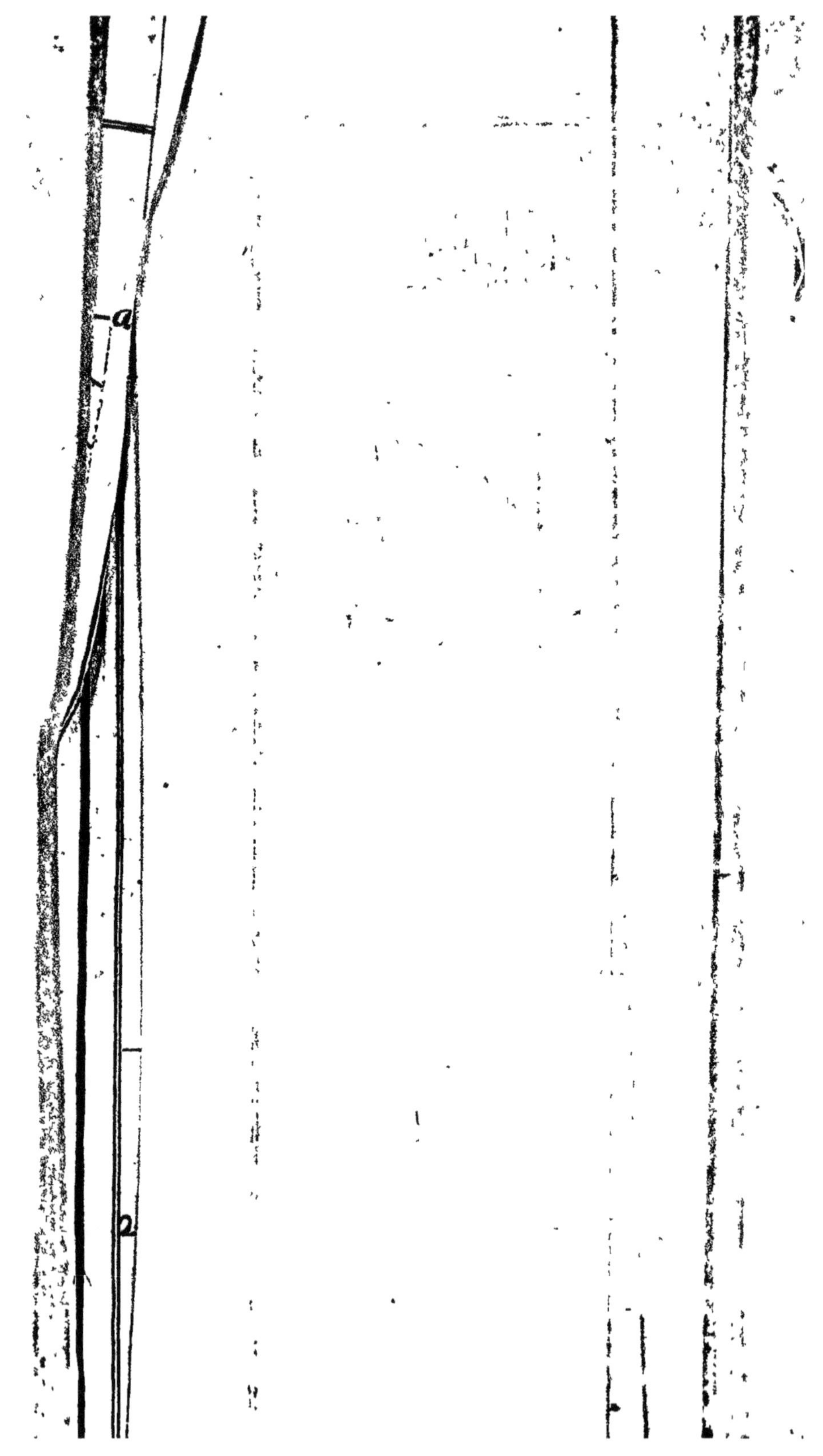
a
a

5. fig.
f
g
d
e
5
i
L
B
a
m
n
p. 256
c
9
6. fig
1
6
a
m p. 259
d
i
f
e
t
P
n
y
o
7 fig.
2
9
m
L
t
x
3
u
r
s
p. 267
f. 8
y
z
B
b
a
t
x
s
x
u
p. 275
2
8
5
3
f. 9
9
6
10
7
p. 279
1
4
a
f. 10
b
b
d

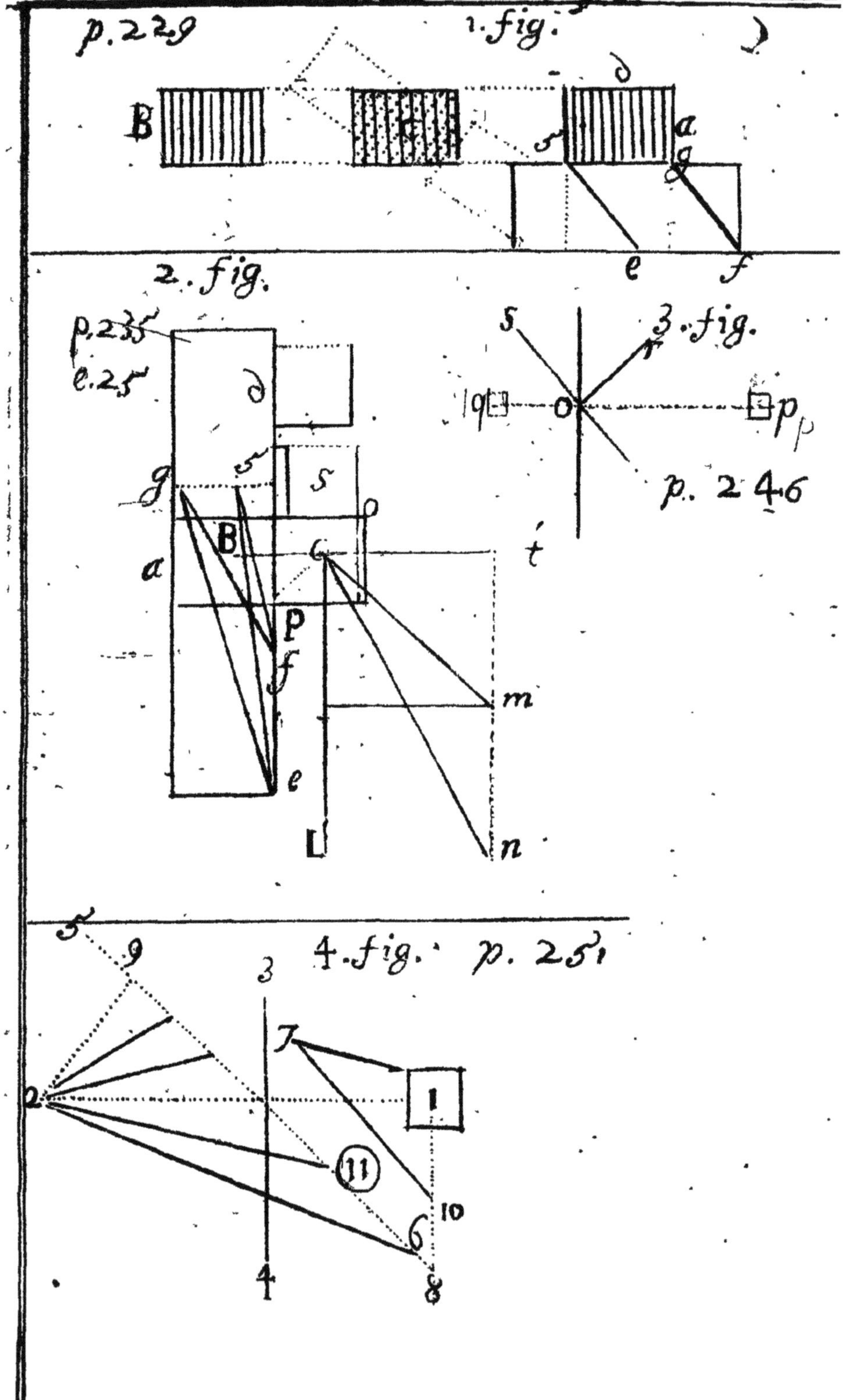

p. 229
1. fig.
B
d
a
g
e
f
2. fig.
p. 235
e. 25
d
g
s
B
a
P
f
e
L
t
m
n
3. fig.
s
r
q
o
p
p. 246
5
9
3
7
1
2
11
10
4
6
8
4. fig. p. 251

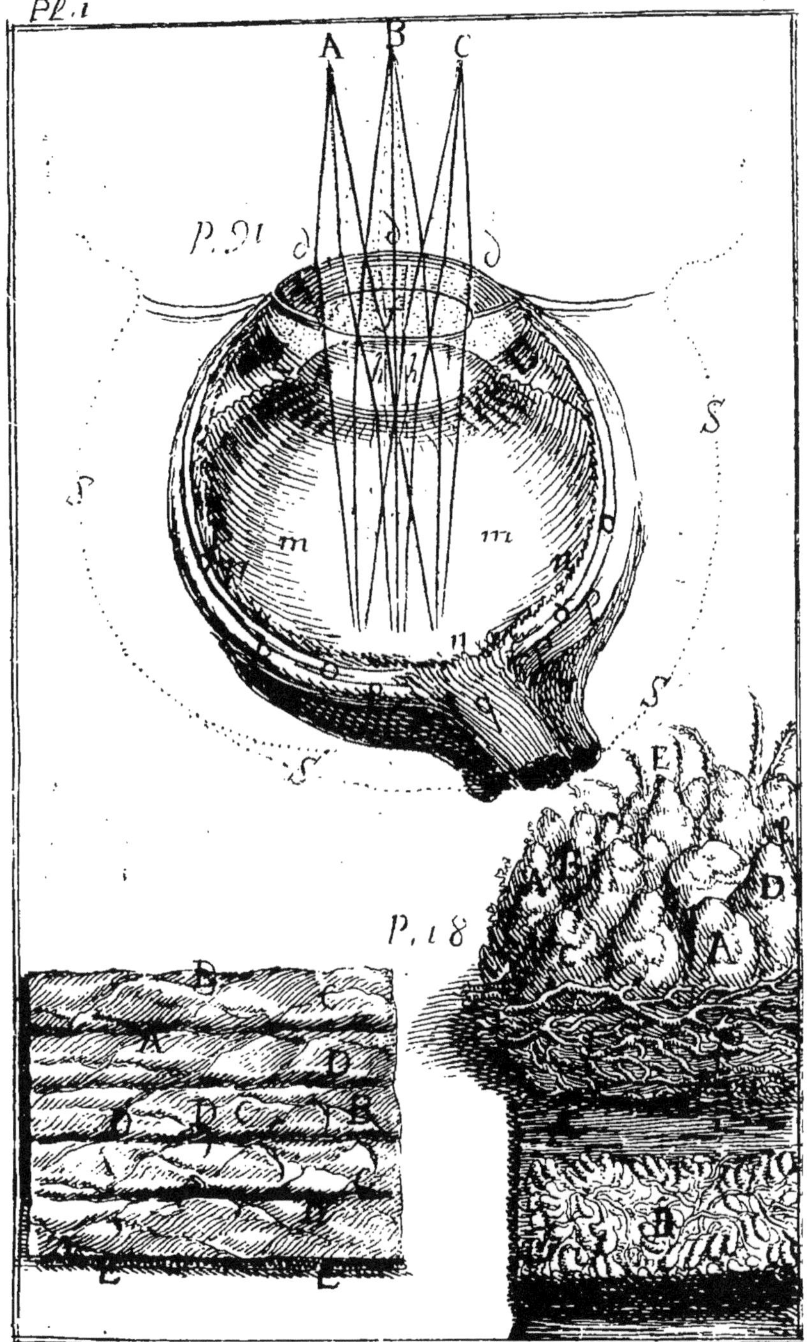

Pl. 1.
A B C
P. 21.
P. 18.

9 782016 165218